腸道菌群改善指南

認識微生物群系的連結，擺脫腸躁症
與小腸細菌過度生長

馬克・皮門特爾醫師（DR.MARK PIMENTEL）、
艾里・雷札耶醫師（DR. ALI REZAIE）——合著

郭珍琪——譯

晨星出版

目錄

腸躁症（IBS）、小腸細菌過度生長（SIBO）及兩者的相似之處　/ 5

第 一 章　腸躁症與你　/ 14

第 二 章　了解你的腸道　/ 25

第 三 章　腸道微生物群系：你的第二個大腦　/ 42

第 四 章　食物中毒：腸躁症的新致因　/ 59

第 五 章　小腸細菌過度生長　/ 76

第 六 章　治療小腸細菌過度生長的三大支柱　/ 98

第 七 章　低發酵飲食和腸躁症　/ 122

第 八 章　低發酵飲食　/ 135

第 九 章　我還沒完全好，那我該怎麼辦？　/ 159

第 十 章　益生菌、益生元和糞便移值　/ 182

第十一章　破除迷思　/ 194

附　　錄　低發酵飲食指南　/ 205

專業術語　/ 214

我們將這本書獻給所有患有慢性潛在疾病的人：

獻給那些受苦卻看似沒有生病的人；

獻給那些承受痛苦但常規檢測卻無法找出端倪的人；

獻給那些在沉默中忍受煎熬的人。

唯有一條道路能引領我們前進，那就是知識與覺知！

腸躁症（IBS）、小腸細菌過度生長（SIBO）及兩者的相似之處

如果你只能記住本書其中一個重點，那就是樂觀其成，希望你能有所收穫！如果你患有腸躁症（IBS），你並不孤單，而且你可以康復。如果你是數百萬患有小腸細菌過度生長（SIBO）的人之一，這種使人日漸虛弱的疾病是發生在一般生長於腸道的細菌開始在小腸內過度滋生所引起，我們將在書中分享我們的專業知識以及獨特的SIBO飲食和治療方案，以協助緩解你的症狀。我們知道，這令人非常困惑，究竟腸躁症和小腸細菌過度生長是不是同一種症狀，還是不同的疾病？如果沒有腸躁症，小腸細菌過度生長還會發生嗎？隨著你閱讀本書，我們將一一為你解答這些問題。

腸躁症（IBS）

美國最常見的腸胃道（GI）疾病是腸躁症，其特徵包括腹痛/不適、腹脹以及排便習慣改變（如腹瀉、便秘或兩者都有）。腸躁症影響數以百萬分布於不同年齡層的人，女性患者似乎略多於男性。在經濟和社會層面上，腸躁症的代價相當可觀，因為患者常因病缺勤，無法工作或上學。

許多患有慢性腸躁症的人選擇不搭飛機、火車和巴士旅行，並避免與家人或朋友約會或外出，因為擔心不得不解釋他們頻繁上廁

所及疼痛和身體不適的原因。畢竟，在大多數的人際關係中，談論排便或脹氣的話題不是很得體。因此，身邊的人可能永遠不會知道你的難處。

隨著越來越多人認識和理解腸躁症，這種疾病已經不再難以啟齒。你應該與你的醫療保健專家、家人和朋友談論腸躁症。我們對腸躁症有很多的了解，而且每年不斷在學習。你對腸躁症了解越多，就越能侃侃而談，它帶來的壓力也會減少。透過教育你的家人和朋友，你不僅可以擴大支持網絡，還能洗刷腸躁症的污名。

基層醫師和醫護人員需要掌握許多疾病的知識，因此讓他們了解有關腸躁症的最新資訊非常重要。不僅侷限於腸胃科專家，而是所有醫療保健專家與越來越多醫師了解腸躁症，腸躁症患者的處境就會好轉。雖然腸躁症的腸胃疼痛可能造成身體不適，但透過正確的診斷和治療是可以舒緩疼痛的。然而，我們經常看到患者夾在西方醫學和替代醫學之間，從醫師、營養師、護理師和自然療法師那裡得到不同的意見和建議。在某些情況下，這些建議或治療可能會使他們的症狀惡化。

究竟是哪裡有問題？

重點是沒有人可以回答這個終極的問題：我到底怎麼了？患者告訴我們：「我所聽到的都是我沒有問題的部分，所有的測試結果都是陰性，難道沒有檢查可以確定我的病情嗎？」或「我不知道自己出了什麼問題；我開始相信這一切都是我的心理問題。」當你不

知道問題出在哪裡時，你可能會接受一些潛在有害的程序、檢查或治療。

腸躁症不是一種致命的疾病。它不會導致癌症，也不會像心臟病或腎臟病那樣造成任何人死亡。不過，我們要清楚的是，即便腸躁症不會致命，也不代表它沒有問題，這不是一種患者只要擔心飲食生活方式的疾病而已。此外，腸躁症很痛苦，我們稍後會討論。事實上，一些研究顯示，腸躁症患者的生活品質低於心臟病患者。另一個問題是，關於「腸躁症不是致命疾病」的這一觀點導致資助研究的資金較少，因此我們對腸躁症的科學理解進展緩慢。

腸躁症患病率

腸躁症非常普遍。如果此刻你在公車或火車上閱讀這本書，看看周圍的人：與你同行的七名乘客中可能就有一位患有腸躁症。十年前，腸躁症患者往往有社交孤立感；他們的症狀經常被家人和朋友認為是想像出來的，症狀幾乎不可能消失，或者至少減輕和改善。但今日情況大不相同，在過去十五年中，對腸躁症、腸道蠕動、腸道免疫系統以及腸道微生物群系（腸道內的數萬億細菌、真菌和病毒）的研究有突破性的進展。作為臨床醫師和研究人員，我們深信腸躁症患者的生活品質可以大幅提升，工作上能更投入與成功，並且享受充實與積極的人生。許多腸躁症患者大多可以部分或完全擺脫這種使人虛弱的疾病。

腸躁症是一種疾病嗎？

請注意，我們剛剛將腸躁症稱為「疾病」。但腸躁症（IBS Irritable Bowel Syndrome）不是腸躁症「症候群」（syndrome）的縮寫嗎？當你閱讀本書的章節時，你會發現腸躁症其實是一種「疾病」（disease），「症候群」（syndrome）這個詞可能不再適用了。事實上，我們相信腸躁症的治療方案指日可待，而且未來不會再有腸躁症。我們期待有一天腸躁症不再是一種慢性疾病，而是一種可控制且暫時的疾病，透過正確的診斷和治療就可以痊癒。在這本書中，我們分享所學的知識以及現在如何治療腸躁症。最重要的是，我們將教你如何激勵自己，並重拾正常的生活──一種完全沒有「腸躁症」或「腸躁症症候群」的生活。

小腸細菌過度生長（SIBO）次群組

我們寫這本書的另一個目的是提高對患有小腸細菌過度生長（SIBO）的腸躁症患者族群的認識和理解。透過我們的研究，我們發現大約有四分之三的患者──多達三千萬名美國人──在診斷為腸躁症後進行的呼氣測試，結果顯示他們患有小腸細菌過度生長。我們希望這本書有助於催生更多有關小腸細菌過度生長的研究和資助，以改善這個龐大族群的治療方案。那麼，小腸細菌過度生長和腸躁症之間是如何糾纏不清呢？

十多年前，馬克‧皮門特爾（Mark Pimentel）醫師撰寫他的第一本書《腸躁症最新的解決方案（暫譯）》（A New IBS Solution）

時，有關微生物群系對腸躁症／小腸細菌過度生長影響的研究還處於起步階段。此後，關於小腸的細菌組成、自體免疫引起的小腸細菌過度生長以及治療的新發現都陸續問世。

精選治療方案

當馬克‧皮門特爾博士的書出版時，治療腸躁症或小腸細菌過度生長的選擇很少；事實上，十年前，美國食品藥物管理局（FDA）批准治療腸躁症的藥物非常有限。目前，市面上已有八種治療腸躁症的藥物：五種治療便秘型腸躁症的藥物和三種治療腹瀉型腸躁症的藥物。值得注意的是，這些藥物都不是旨在緩解壓力的抗憂鬱藥或抗精神病藥，腸躁症可能與壓力有關，但不是腸躁症的主因。其中一種藥物——抗生素利福昔明（rifaximin），可以消除或減少腸道中的細菌；其他藥物則是透過改善腸道蠕動，幫助排便或促進液體通過腸道，以緩解腸躁症的便秘症狀。在FDA的支持下，治療腸躁症的藥物正明顯轉變中。

治療腸躁症／小腸細菌過度生長的飲食改變也不斷在轉變。二十年前，你可能被告知不要吃任何纖維或豆類，或避免個人經驗中不適的食物，並且加入無麩質和低腹敏（low-FODMAP）飲食。FODMAP是「可發酵的寡糖、雙糖、單糖和多元醇」的縮寫。這些是小腸難以吸收的短鏈碳水化合物，包括小麥和豆類。研究顯示，FODMAP與腸躁症／小腸細菌過度生長的消化系統症狀（包括脹氣、腹脹、胃痛、腹瀉和便秘）密不可分。

某些食物與腸躁症和小腸細菌過度生長的症狀有關，但情況並

非如此單純。多項研究顯示，低FODMAP飲食對一些患有這些消化症狀的人有益。如果你患有腸躁症，你可能聽過低FODMAP飲食，但你不可能永遠採取低FODMAP飲食。在最嚴格的情況下，持續這種飲食三個月或更長時間可能會導致宏量營養素和微量營養素缺乏（正如密西根州安娜堡的威廉‧奇伊〔William Chey〕博士所示）。在過去幾年中，研究人員已經證明，腸躁症／小腸細菌過度生長患者可以採取低FODMAP飲食，但必須在四週後重新攝取被排除的食物，以預防營養素缺乏。

　　如上所述，腸躁症與小腸細菌過度生長有關，而小腸細菌過度生長可能是腸躁症的一個主要原因。事實上，腸躁症確實可能是因小腸細菌過度生長和微生物群系引起的。在本書中，我們將重點放在小腸細菌過度生長，因為相較於沒有小腸細菌過度生長的腸躁症患者，我們在小腸細菌過度生長患者的診斷和治療方面有重大的突破。我們了解小腸細菌過度生長的根本醫學原因，知道如何診斷，無論它是由於腸道蠕動問題還是腸道微生物失衡引起的，以及自體免疫對腸躁症患者的影響。我們知道如何使用抗生素治療小腸細菌過度生長，再搭配促進腸道蠕動的藥物來幫助腸道蠕動，並保持微生物群系的平衡。小腸細菌過度生長是腸躁症中最明確的部分，我們在這方面的治療已有重大的進展。

小腸細菌過度生長的患者、家屬和專家

本書不僅適用於患有腸躁症和小腸細菌過度生長的患者，患者的家屬也可以理解這些疾病所帶來的日常困擾和挑戰，醫師們也可以利用本書來研究我們如何將腸躁症視為一種微生物群系疾病的原理，並且學習治療這類患者的工具和方法。

如果你是小腸細菌過度生長的患者，我們希望本書能幫助你理解身體的狀況。如果治療沒有讓你的症狀好轉，你會知道為什麼你的症狀有時難以預測。你會更了解與控制自己的症狀，從而擺脫腸躁症和小腸細菌過度生長。此外，當醫療專業人員為你推薦某種治療或飲食時，你與他們的互動也會更有效率。

如果你是小腸細菌過度生長患者的家屬，你將更理解為何患者會因食物過敏或症狀而在用餐時感到不適。你將更了解小腸細菌過度生長患者身體的運作機制，從而對你的家人產生更多的同理心。

如果你是醫療保健專家，這本書將幫助你更了解小腸細菌過度生長。當今的醫學準則日新月異，你可能不知道有多少患者已被診斷出小腸細菌過度生長。本書將幫助你處理與小腸細菌過度生長相關的醫療問題。

如果你是營養師，你可能不是腸胃疾病的專家。大多數營養師主要是幫助患者管理糖尿病、高血壓和心臟病的營養需求，不一

定會涉及腸躁症。有些營養師只治療乳糜瀉或發炎性腸道疾病。本書可以幫助你了解腸躁症／小腸細菌過度生長患者在飲食方面的需求，以及哪些食物可能對他們有害。

據我們所知，市面上沒有其他書有涵蓋小腸細菌過度生長的整體範疇。本書簡單明瞭道出腸躁症／小腸細菌過度生長患者從診斷到治療結束的過程。我們指出身體可能產生的變化，包括潛在的生理過程和可能出現的症狀，同時我們也提出藥物和飲食改變的實證管理和治療。

我們總共發表了數百篇關於本書主題的同行審議期刊文章。在本書中，我們將我們的研究轉化為一種淺顯易懂的語言。此外，這本書還包括食物如何在消化系統中移動和細菌如何分布在整個腸道內的圖解，以及飲食指南，其中包括哪些食物應適量，哪些食物應避免，因為它們會滋養腸道中的細菌，並可能引發更多的症狀。我們也提供了早餐、午餐和晚餐的範例菜單。

你還會學習到管理小腸細菌過度生長的三大支柱：**減少問題細菌的策略、減輕症狀的建議，以及消除無益菌的元素飲食**（elemental diet）。最後，我們還會揭穿腸躁症的十大迷思。

下一步？

據我們所知，在過去二十年裡，沒有其他研究人員像我們一樣專注研究腸躁症／小腸細菌過度生長。我們觀察到人們在看待這些消化系統疾病的重大變化，我們希望這種轉變能持續下去。現在，

我們對腸道蠕動和微生物群系與腸躁症／小腸細菌過度生長的相關性有更深入的了解。我們期待發展出更好的腸躁症藥物和治療方案，以有益於你的健康方式影響微生物群系。

以菌為藥；以藥治菌

由於腸躁症和小腸細菌過度生長可能是一種與微生物群系相關的疾病，因此醫療從業人員和／或患者如何利用微生物作為藥物非常重要。例如包括益生菌和其他旨在調節微生物群系的活性微生物。一種較不常使用的治療方法為糞便移植，做法是將捐贈者的糞便（排泄物）植入患者體內，以治療對其他療法無效的腸躁症／小腸細菌過度生長。

我們希望透過遵循本書提供的說明，你可以獲得我們每天在腸躁症和小腸細菌過度生長患者身上看到的好轉反應。

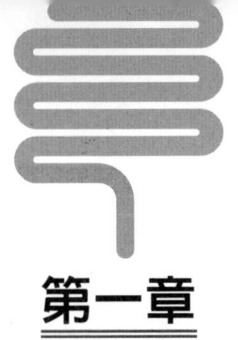

第一章

腸躁症與你

「去年我在度假時生病,後來罹患了腸躁症。直至今日我的體重增加了15磅。為什麼我經常腹瀉,體重卻還是增加呢?」

「我的家人似乎不明白。我不能吃那些東西,因為我知道,吃了的後果會是疼痛與腹脹。但他們每天還是試圖鼓勵我吃所有的食物。」

「我有腹脹、飽脹之感,我的體重一直增加,我感到疲憊。吃完東西後,我感到頭昏腦脹。醫師告訴我,我只能習慣這一切。」

「早上我的肚子很平坦,但到了晚上,我看起來就像已經懷孕六個月!」

這些只是我們經常從腸躁症患者那裡聽到的一些抱怨和擔憂。更令人沮喪的是,在來找我們之前,他們經常得到缺乏同理心的回應、訊息不足,以及無數無用的解決方案和建議:「檢查結果沒有顯示任何問題」、「試試這個益生元」、「試試這個益生菌」、「你對麩質過敏」、「放鬆點會好一點」、「你喝太多咖啡了」、「你運動量太少」。這些聽起來很熟悉嗎?

作為執業的腸胃科醫師和長期研究腸躁症的專家,我們發表了

許多期刊文章並為患者發聲。我們對於數千名患者及面對腸躁症的你們感同深受。我們非常了解你們正在經歷什麼以及你們所面對的困難。我們現在知道，腸躁症會影響人們的身體和心理。我們親眼目睹腸躁症對患者的家庭生活和職業生涯產生不利的影響。

在深入了解腸道及其微生物群系、小腸細菌過度生長以及我們處理這種疾病的各種方法之前，讓我們先談談腸躁症的影響、症狀、歷史以及相關的問題。

腸躁症的數據統計

了解腸躁症對我們的影響的第一步是先了解其普遍性。全球約有11%的人患有腸躁症，這相當於十億人口。在美國，估計有10%至15%的人口患有腸躁症（**參見圖表 1.1**）。這是最常見的腸胃道疾病，也是醫師最常治療的疾病之一。光是在美國，每年就有將近四百萬人因腸躁症就醫，這意味著腸躁症就占了初診的12%。任何年齡都可能患有腸躁症，但最常見於二十至四十歲之間的人群，且女性多於男性，女性腸躁症患者占60%至65%。

圖表1.1 腸躁症患病率

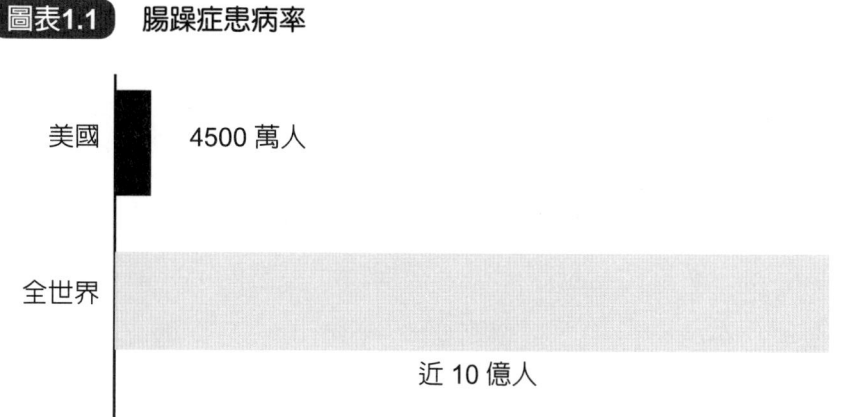

從經濟角度來看，腸躁症每年為美國社會造成的工作生產力損失和醫療費用超過210億美元，其中有13%的腸躁症患者每月至少因症狀在工作或學校缺席一天。相較之下，修建一條從西雅圖到邁阿密的雙向公路只需花費100億美元。由於腸躁症並非致命疾病，儘管其對社會造成極高的代價，但在研究資金分配上並未獲得重視，美國國家衛生研究院每年只撥款500萬美元用於腸躁症研究。對於4,500萬名腸躁症患者來說，這相當於每位患者僅獲得8美分的研究經費，這甚至不足以修建從西雅圖到邁阿密雙向公路的兩英里！

腸躁症的定義與重新定義

自從1950年代首次提出後，「腸躁症」（IBS）這個術語有各種名稱，如激躁結腸、痙攣性結腸、神經性結腸、痙攣性結腸炎、黏液性結腸炎、痙攣性腸道，還有最近出現的「腸漏症」。然而，這些名稱都無法準確描述「腸躁症」的真正問題所在。舉例來說，所有帶有「結腸」的名稱都錯失重點，反而更令人困惑，像「結腸炎」這樣的術語完全是誤導。結腸炎是指結腸發炎，而腸躁症並沒有這種發炎的現象。我們現在知道，腸躁症涵蓋整個消化系統，包括小腸，不是只有涉及結腸。

直到1970年代，腸躁症（IBS）才有正式的名稱。正式名稱對於避免混淆非常重要，這樣患者和醫學界才能有共同的認知基礎。然而，「腸躁症」（Irritable Bowel Syndrome）這個名稱實際上誤導了該疾病的嚴重性。試想一下，被稱為「易怒的」（irritable）、「腸道」（bowel）和「症候群」（syndrome）？稱之為「症候

群」意味著它甚至不算是一種疾病，由於「症候群」這個用語，腸躁症過去被認定是心理因素引起的問題，不過現在這個觀點早已被推翻了。

就某種意義來看，腸躁症不僅僅是一種沒有正名的疾病（直到1974年才正式確定名稱），它還是一種沒有明確定義標準的疾病。數十年來，腸躁症籠罩在懷疑和不確定的陰霾中，直到最近才開始突破。1988年，一群主要由腸胃病學家組成的醫師團隊，發布第一套基於共識的診斷標準，用於診斷腸躁症，稱為「羅馬準則」（Rome Criteria）。這些標準是20年來艱苦努力，將日益增長的研究領域轉向腸胃道疾病的成果。（參見圖表1.2）

圖表1.2　腸躁症定義的演變

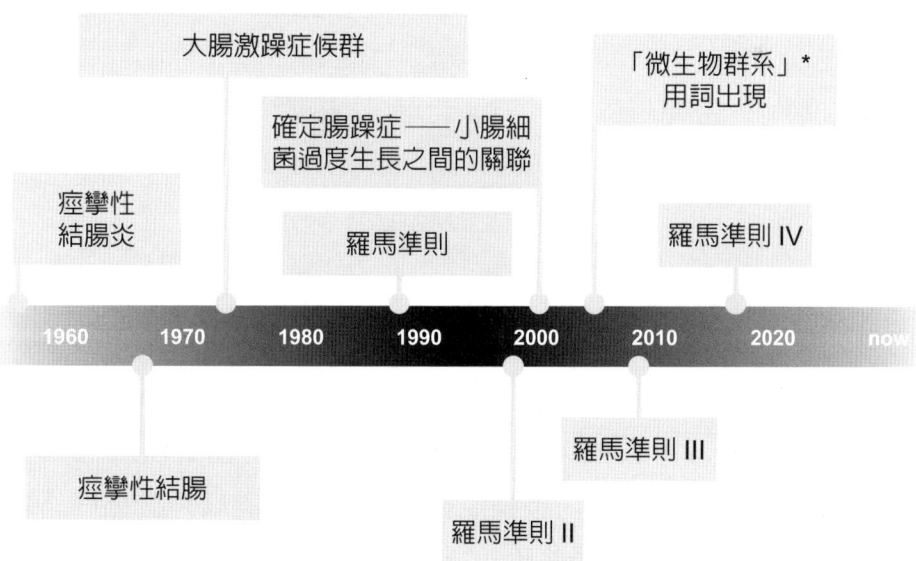

* Lederberg and McCray 2001

「羅馬準則」的主要問題在於，實際上它們從未診斷出腸躁症，因為該標準要求首先消除其他疾病。例如，70%至80%的克隆氏症患者符合「羅馬準則」，因此「羅馬準則」只有在臨床醫師消除其他疾病後才適用（**參見圖表 1.3**）。這個概念稱為「排除性診斷」，稍後我們會討論。1998年，更新的「羅馬II準則」（Rome II Criteria）發布；1999年，腸躁症與小腸細菌過度生長之間的關聯正式確定。

圖表1.3 克隆氏症與羅馬準則重疊之處

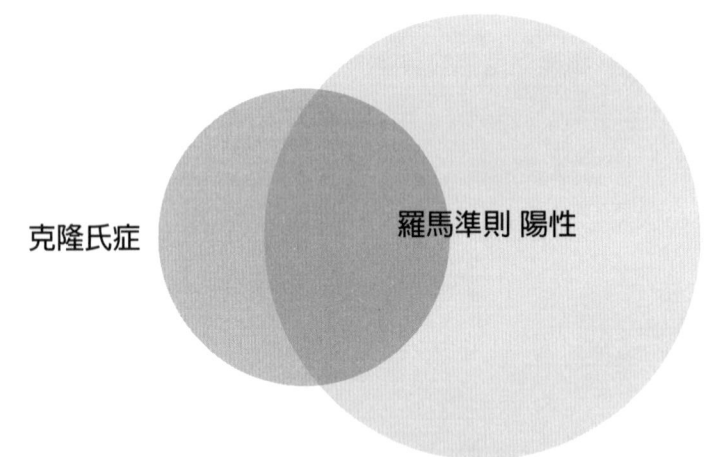

儘管上述情況發生，腸躁症仍被認為是一種心理狀況，而非身體的疾病。1994年，腸躁症仍被列入所謂的精神病學界「聖經」——《精神疾病診斷與統計手冊》（Diagnostic and Statistical Manual of Mental Disorders）第四版（DSM-IV）中，直到2000年，

DSM-IV年才更新。諷刺的是，腸躁症一直以來被認為是心理因素，導致一些腸躁症患者接受抗精神病藥物和抗抑鬱藥的治療，雖然僅有一些成效。如今，這些治療方法已經不再那麼普遍。

2008年，在第三次會議後發布「羅馬III準則」（Rome III Criteria）。隨後，2016年發布「羅馬IV準則」（Rome IV Criteria）。在「羅馬IV準則」中，腹部不適從腸躁症的定義中移除，僅包含腹部疼痛作為診斷標準。基本上，如果你有持續、每週出現腹部疼痛超過三個月，並且排便習慣改變，那麼你就符合腸躁症的診斷準則。至今，「羅馬準則」尚未納入任何診斷測試或生物標記。

為什麼專家們對「腹部不適」與「腹部疼痛」這些術語爭論不休？這對你與你的經歷有什麼關聯？掌握更準確的資訊有助於你的綜合科醫師或腸胃科醫師在診斷腸躁症時可以應用更精確的準則。這意味著你能夠獲得更好的護理，減少診斷測試，並更快痊癒。雖然現代「羅馬準則」的數據可以準確診斷腸躁症，但診斷通常是與沒有症狀健康的人進行比較。此外，你患有腸躁症的可能性很大，因為它非常普遍。

當患者來找我們時，他們不會說：「我有腸躁症。」而是問：「我怎麼了？」他們其實不在乎腸躁症（IBS）中的「S」代表什麼，或者最新的名稱是什麼，他們只想知道自己的病可能是什麼，並且希望症狀能夠停止。他們渴望好轉，希望恢復健康。

這就是為什麼我們將焦點和關注放在患者身上。定義越精確，腸躁症的準則越一致，我們就能與患者和同行醫師進行更有效的溝通，提早做出診斷，讓患者儘快痊癒。不難理解的是，語言和措辭

上的舉棋不定——例如，有無腹脹是否爲主要或次要標準——導致患者感到困惑和醫師缺乏信心。事實上，在一次專家工作小組會議中，有超過四分之三的醫師認爲「羅馬準則III」無法完全反映他們臨床中的腸躁症或他們國家的情況。這是一個值得關注的問題。

腸躁症究竟是什麼？

如果你有以下症狀持續三個月或更長時間，你可能患有腸躁症（IBS）：腹部疼痛和／或不適、腹瀉、便秘、腹脹、脹氣、尿急、排便不完全、排便後疼痛緩解或加重、腦霧、易有飽足感（即使未吃很多東西也有飽足感），或者同時出現腹瀉和便秘。腹瀉和便秘最後這兩種症狀，可能會讓你難以置信，但它們已被歸類爲腸躁症的三種類型之一。

腸躁症的類型

首先是IBS-C，即伴隨便秘的腸躁症，35%的患者屬於這種類型；其次，IBS-D，即伴隨腹瀉的腸躁症，40%的患者屬於這種類型；第三種是IBS-M（混合型），即腹瀉和便秘交替出現的腸躁症，23%的患者屬於這種類型。對於這一類的患者，很多人不知道自己會出現腹瀉還是便秘。在一天之內，他們可能早上便秘，但下午腹瀉。在一次排便中，他們的糞便可能一開始很硬，最後卻是水樣。因此，我們現在將IBS-D和IBS-M視爲同一種類型腸躁症——非便秘型腸躁症，而IBS-C則可能是另一種不同的疾病，即便秘型腸

躁症。

儘管有這些分類的定義，如果你的主要症狀是腹瀉，你要如何確定自己沒有克隆氏症、潰瘍性結腸炎或乳糜瀉？這又是另一個問題。現有的準則非常模糊，醫師有時無法確定。你可能需要進行一系列的測試，直到醫師排除其他腸胃疾病為止。截至今日，我們還沒有一種測試能夠明確指出「你有腸躁症，不需要再做其他測試」。不過，我們稍後會在書中討論一種新的準確診斷測試。

非關腸躁症

在過去的15年裡，我們越來越了解腸躁症，然而，早在1970年代，許多醫師，包括腸胃科醫師，仍然將腸躁症視為心理障礙而非真正的疾病。他們認為腸躁症純粹是心理上的問題。數十年來，大多數患者被醫師告知「這全是心理因素」。腸躁症被認為是心理問題，根本不是真的疾病，或者如果不全然是心理問題，那就是心理狀態引發腸躁症的身體症狀，包括腹瀉、腹痛和便秘。

壓力會導致腸躁症的觀念是許多腸躁症患者感到受辱和被排斥的原因之一，甚至那些反對腸躁症是心理因素的醫師也被邊緣化。

直到最近，醫師們還部分使用這種「心理至上」的診斷，原因之一是目前還沒有針對腸躁症的具體測試。事實上，最常見的腸躁症診斷是「排除性診斷」：醫師在排除一長串可能產生類似症狀的其他潛在原因後，才診斷為腸躁症。同樣，這些一長串替代的可能症狀通常包括乳糖不耐症、寄生蟲、顯微鏡性結腸炎、乳糜瀉、潰瘍性結腸炎和克隆氏症。如果經過一系列徹底的檢查和程序後，你

的症狀不完全符合這些其他疾病的參數，醫師就會透過排除法診斷為腸躁症。

腸躁症與骨折或皮疹不同。你可以看到皮疹，也可以通過X光看到骨折。此外，當你骨折時，你通常知道是怎麼發生的，例如你在滑雪坡上摔倒，並且有特定的護理方式——在你的腿上打上石膏固定。

但腸躁症的原因通常不明顯，或者有多種原因。更複雜的是，症狀的嚴重程度不一，某些患者可能同時出現便秘和腹瀉。醫師們對於如何評估與治療這兩種症狀的組合感到困惑。鑒於對腸躁症的原因和症狀的不解，不足為奇的是，許多患者在上網搜尋後，認為他們的問題可以透過益生菌、灌腸或糞便移植來解決！

最近的一項研究發現，有79%的醫師會透過排除法診斷腸躁症，這導致患者需要進行更多的檢查，因而大幅提高患者的醫療費用。額外的檢查（如糞便檢查、結腸鏡檢查、上消化道內視鏡檢查、電腦斷層掃描、超音波和X光檢查）以及建議的手術（如闌尾切除術、子宮切除術），也會帶來相當大的風險，甚至可能完全沒必要。這項研究的結果指出，人們對於腸躁症的理解仍然不足，包括它是什麼、如何檢測以及如何治療。

平均來說，你可能需要四到六年的時間才能診斷出腸躁症，通常是在經歷一系列昂貴且侵入性的診斷程序之後。這種排除性診斷的方式還會為患者帶來其他的費用，包括額外的處方藥費用、更多的非處方藥費用，以及在工作上因檢查和醫師約診而請假的費用。更不用說多次檢查和自付費所帶來的情緒和財務負擔。我們有患者在確診腸躁症之前，自費的部分高達20,000美元來進行各種檢查。

腸躁症與女性

根據統計，許多腸躁症患者是女性，這也是為什麼腸躁症長期以來被認為是「女性疾病」。不論統計數據為何，患有腸躁症的男性和女性都遭受同樣的痛苦。

直到1980年代，包括腸胃科醫師在內的許多醫師，仍然輕視腸躁症，認為它不是真正的疾病，而是一種心理障礙，女性在神經質、焦慮或「荷爾蒙失調」時出現的歇斯底里症狀。有人認為女性可能因為過於緊張而無法控制腸道，或者腸躁症是月經、更年期或荷爾蒙衍生的問題。直到幾年前，我們還聽到一位醫師在一群即將參加腸胃科考試的醫師面前闡述這些觀點，彷彿是醫學的真理。

即使我們現在知道這些觀點並不是真的，但這種偏見仍然存在，且成為一種普遍的概念，即任何慢性疾病一開始都是與個人的心理狀態有關。這是我們在醫學院和實習期間，甚至在20年前被教導的概念。「你要看的那些腸躁症患者，他們都怪怪的喔！」這些曾是我們一些同儕，甚至是導師的信念。

這種態度說明了腸躁症如何被扭曲，並解釋了為什麼許多患者在身心極度痛苦下求助我們。在經歷了無數的檢查後，他們感覺沒有人相信他們的感受和經歷過的困境。更糟糕的是，他們懷疑自己身體的感知能力。在經歷過無數次的檢查，卻總是得不到明確的結果，這讓他們深陷於檢查前同樣的困惑窘境。

從我們的角度來看，坦白說，腸躁症不是「女性疾病」。

焦慮不會導致腸躁症，但腸躁症會導致焦慮

「我的家人認為我瘋了。」
「他們認為我的這一切行為是為了引起關注。」
「他們認為我只是因為壓力太大，以至於讓自己生病了。」

這是我們經常從患者那裡聽到的一種常見的說法。然而，這些都並非真實。腸躁症並非完全是心理上的問題，也不是透過避免壓力就能解決的。你的症狀有醫學上的原因，我們在診斷和治療這些症狀方面越來越進步。澳洲紐卡斯爾大學的尼古拉斯・塔利（Nicholas Talley）和瑪喬麗・沃克（Marjorie Walker）教授指出：「焦慮可能會引發腸道問題，但腸道問題也會讓你焦慮。」正如他們在最近針對三分之二的焦慮患者進行的一項研究中得到的結論，這種疾病會導致焦慮，而不是焦慮衍生出疾病。

值得慶幸的是，在過去15年裡，關於腸躁症的這些觀念已經開始淡化，從而減少污名化、誤解和缺乏同理心的情況。隨著我們越來越理解腸躁症，包括起因、持續因素，以及最重要的，如何有效治療，我們相信關於腸躁症的焦慮疑雲會日漸消散。

在下一章中，我們將回顧消化系統的解剖結構，描述正常腸道如何分解和蠕動輸送食物，以及這個過程中可能出現的問題。

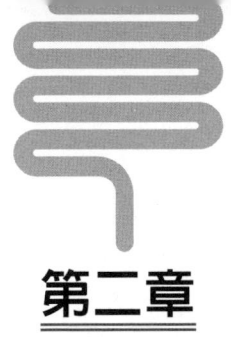

第二章

了解你的腸道

我們已經介紹了腸躁症的症狀和歷史，包括醫學界內外的認知，接下來我們可以進一步探討腸道本身，也就是你的腸胃系統。

若要了解為什麼你會有腸躁症，首先要了解腸道如何保護或無法保護你的運作機制，這涉及腸道中各種不同的微生物群系。了解微生物群系及其與腸躁症的關係非常重要。在本章中，我們將採用循序漸進的方法，幫助你了解腸道的功能，並回答一些常見的問題，例如：

正常的消化系統如何運作？

食物如何通過腸道？

腸道中各種細菌的分布？

免疫系統如何保護腸道？

腸道的感覺

當你去看醫師抱怨腹脹時，這意味著什麼？你是否有脹氣（排氣）？你是否因為腹部隆起而煩惱？你是否經常打嗝？根據這些問

題和其他問題的答案，你的診斷和治療會有所不同。

想像你的腸道是一台汽車引擎。當你因為引擎發出異響，把汽車送去維修時，技師必須從多個組件中找出汽車的問題所在。同樣，根據你的腸胃道症狀，醫師必須找出腸道中可能失調的部分。正如汽車的電路系統可能會故障一樣，腸道的「神經迴路」——作為大腦與腸道之間的通信中心或控制台——也可能會出現短路的情況。

汽車技師通常會使用電腦以精確找出汽車的問題，但腸道只能透過四種主要的方式告訴你有問題：腹脹、疼痛、嘔吐（噁心）、腹瀉或便秘。這些資訊對醫師來說其實很有限。

醫師需要深入並評估這些症狀。例如，你的腹脹是否只與用餐有關，還是全天都感到腹脹？只有在詳細詢問症狀的時間、強度、嚴重程度和模式後，醫師才能了解你的消化問題。

你的消化系統

為了做出診斷，醫師需要考慮整個消化系統。你的腸道不只是吸收食物、分解食物，並將其轉化為廢物的管道。它的功能遠比這些複雜，涉及許多功能和疾病。雖然本書我們不會詳細探討各種消化系統的疾病，但我們會探索腸道每一部分的功能，並描述每個部位與微生物群系的關係。

腸道分為多種不同的部分（**參見表格2.1**）。消化系統的中空器官包括口腔、食道、胃、小腸、大腸和肛門。胰臟、肝臟和膽囊（儘管膽囊並非完全實心）是腸胃道的實心器官，此外，我們

還會探討闌尾。根據不同的疾病，每個器官都可能引起腹脹、疼痛、嘔吐、腹瀉或便秘。即使是主要影響食道的疾病也可能引起便秘。例如，查加斯氏病（Chagas disease），這是一種由克氏錐蟲（Trypanosoma cruzi）引起的感染，會使食道失去功能，並可能導致便秘，因為這種感染的症狀與吞嚥有關，但便秘是一個線索。

口腔

消化系統的第一個接觸點是口腔，食物從這裡開始消化。當你想吃東西時，大腦會告訴腸道：「準備好，食物要來了。」這會啟動唾液的分泌，唾液中含有分解食物的酶，還可以潤滑食物，幫助你品嚐食物。同時，大腦透過迷走神經向胃和大腸發送信號。這些信號會切換消化系統的狀態，從斷食狀態「排空模式」轉變為進食狀態（「磨碎和消化模式」）。稍後當我們探討小腸細菌過度生長和食物的選擇時，你就會了解這其中的重要性。

迷走神經的信號還會促使胰臟分泌消化液和胰島素，刺激胃產生更多的胃酸，並促使膽囊分泌膽汁，以幫助乳化脂肪，同時增加腸道的血流，以便吸收更多的營養。

看著食物的行為比較像是微調的開關，而不是單純的啟動信號。當你吃第一口食物時，你的大腦中的迷走神經會變得興奮，當你吞嚥食物時，這種興奮感會越來越強。當食物到達你的胃時，這種興奮感更是強烈。隨著食物接近吸收營養素的小腸，大腦發出的信號強度會持續增加。

微生物群系與腸道的關係，從口腔就已經開始，因為口腔內含有大約100億個細菌。你可能聽過「人類的口腔是身體中最髒的地

方」。「髒」這個字指的是口腔中的細菌具有傳染性。這對漱口水廣告來說是一個絕佳的宣傳，但實際上，人體中的微生物或微生物群在平衡時是健康的，當平衡被破壞時則對身體有害。是的，你的口腔充滿細菌，但大多數無害，甚至對健康而言是不可獲缺的。

人類口腔中的微生物是透過進化發展而來。儘管你可能會隨著食物吞下一些口腔細菌，但大多數細菌無法在胃中的酸性環境中存活。這種保護機制可以防止口腔細菌影響胃，因為胃有自己的微生物群系。

表格2.1 消化系統特定的功能。注意，整個腸胃道都有黏液分泌和生物膜形成。

口腔／咽喉	・唾液分泌 ・咀嚼 ・與大腦溝通以啟動腸胃道的消化過程 ・將食物輸送到食道，同時避免食物進入肺部 ・蘊藏口腔微生物群系
食道	・將食物輸送到胃部 ・防止胃內容物逆流進入口腔和肺部 ・蘊藏食道微生物群系
胃	・在進食階段暫時儲存食物 ・透過強烈的收縮來研磨食物 ・分泌胃酸 ・分泌酶和一些激素 ・控制食物進入小腸的速度和體積 ・沒有明顯的吸收力（除了水、酒精和某些藥物之外） ・蘊藏胃微生物群系

小腸	・免疫系統的主要部分 ・透過酵素進行消化和吸收食物的主要部分 ・分泌激素以調節消化道 ・將小腸內容物輸送至結腸 ・蘊藏小腸微生物群系
大腸	・吸收多餘的水分 ・作為糞便儲存庫 ・蘊藏糞便和結腸微生物群系
胰腺	・分泌胰酶 ・分泌碳酸氫鹽以中和胃酸 ・分泌各種激素，包括胰島素
肝臟	・免疫系統的主要部分 ・進行排毒 ・分泌膽汁 ・分泌、調節和儲存許多重要的激素、化學物質和元素 ・清除老化紅血球細胞
膽囊	・儲存膽汁

食道

　　食道是一條肌肉管道，作為食物從口腔到胃的通道。透過一系列協調的肌肉收縮——這個過程稱為蠕動——食道將食物推入胃部。食道與胃連接的下食道括約肌或賁門則充當閘門，可以防止食物回流到食道。

　　從功能上來看，食道對健康至關重要。如果食道功能不佳，你可能會難以進食和營養不良。食道有自己的微生物群系，但至今我們尚未完全了解其特徵。

胃

營養素的下一站是胃，這是一個對消化非常重要的肌肉器官。胃不只可以儲存食物，它還會混合與研磨食物。你可以把胃想像成一台老式金屬的絞肉機，頂部儲存食物，底部三分之一則負責研磨食物。胃的攪拌蠕動有助於將與胃酸混合的糊狀食物轉化為一種稱為食糜的液體，並慢慢將之排出進入小腸。

此外，胃會分泌大量酸性液體——每天兩公升或半加侖。胃酸有多種用途，pH值非常低，強度足以腐蝕鋼板。胃酸可以殺死細菌（胃中的細菌量少於每毫升100個）並防止病毒進入小腸。胃酸在蛋白質變性方面扮演相當重要的角色，可使蛋白質變性，讓其在後續的消化過程更容易分解。

胃部精細的研磨作用會將食物擠壓並碾碎，直到食物能夠通過幽門括約肌——位於胃和小腸之間的閥門。當食物在胃內研磨，由上而下的蠕動過程中，這個括約肌始終緊閉。在這個階段，幽門不會讓大於1毫米（針頭大小）的食物顆粒進入小腸。

值得注意的是，在研磨過程中，胃和小腸會進行「溝通」。即使胃充滿食物，但若小腸尚未準備好接收更多的食物，胃也會停止研磨。只有當小腸發出「輸送更多食物」的信號，胃才會再次排出食物進入小腸。

記住，腸道有兩種模式：**進食（消化）和斷食（排空）**。在**進食並消化一餐後的兩到四小時，進食模式會關閉，並啟動斷食模式。消化碳水化合物大約需要兩小時，消化高脂肪食物或高蛋白食物則需要大約四小時**。在斷食模式下，掃蕩波會促使腸道清除整個消化道中殘餘未消化的物質。這種「清理」作用稱為排空掃蕩運動

（migrating motor complex）。在大多數情況下，這個過程通常是從胃部開始（但不一定）。

排空掃蕩運動是沿著腸道進行一系列快速反覆的收縮。這個過程就像掃地：你在一個地方掃5到10次，然後向前移動，重複這個動作，隨後又繼續向前。整個過程持續大約5到8分鐘，沿著腸道向下推進。這些肌肉收縮將物質推入小腸，清除碎屑和其他不可消化的顆粒。過程結束後，這種掃蕩波會消失約90分鐘，然後每隔90分鐘重新出現一次，直到下一餐。當你再次進食時，這種消化和排空的循環會重新開始。

小腸

在部分消化的食物通過幽門括約肌進入小腸後，稱為蠕動波的波狀收縮會在食物通過小腸的過程中將消化液與食物混合。

小腸分為三個部分：十二指腸（第一部分）、空腸（中間區域）和迴腸（末端部分）。儘管稱為小腸，實際上它是一個非常長的器官，長達約20英呎，其摺疊狀的褶皺增加其表面積。此外，小腸內襯有細小的毛狀突起，稱為絨毛，這又進一步擴大其表面積。如果將小腸及其絨毛展開，它的表面積可以覆蓋一個網球場的大小！

十二指腸通常長約10英吋，接收來自胃的部分消化食物，並進一步消化，以便讓小腸的其餘部分（空腸和迴腸）更容易吸收。來自胃的食物、來自肝臟的膽汁和來自胰臟的消化液在十二指腸匯集。肝臟的膽管連接到十二指腸以輸送膽汁；胰腺也將其消化液輸送到十二指腸。這些酵素與膽囊和小腸的其他分泌物混合，幫助身體消化食物和吸收營養。

空腸平均長達8英呎，可進一步幫助吸收水分和其他營養素，主要是糖類、胺基酸和脂肪酸。迴腸位於小腸的末端（約11英呎），負責吸收膽汁酸和維生素B_{12}。它透過迴盲瓣連接到盲腸，即結腸（大腸）的第一部分。

　　迴盲瓣在隔離大腸微生物群系和小腸微生物群系方面具有重要的作用，小腸每毫升含有少於1000個細菌。與人體內的其他瓣膜一樣，迴盲瓣有時可能無法正常運作，因而導致結腸內容物回流至小腸。然而，小腸會利用其蠕動波來抵抗這種逆流。同樣，胃酸也可能會逆流至食道，刺激食道將胃酸推回胃中。當小腸或食道的蠕動無法將逆流的物質推回正確的位置時，接下來消化道就可能會出現問題。

大腸

　　大腸像圍巾一樣環繞著小腸，包含闌尾、結腸和直腸。如果從上方俯視你的腹部，你會看到一條約4到5英呎長的肌肉管道，從身體的右下側，也就是腹部的右下象限開始。升結腸向上延伸，通過橫結腸橫跨到左側的腹部中下區，接著經由降結腸再次向下，然後通過乙狀結腸稍微向上彎曲，再垂直向下進入直腸，最後通向肛門。升結腸通往肝臟；降結腸則流向直腸和肛門。

　　結腸是一個社群器官，居住著1000多種不同類型的細菌。在人體微生物群系中有數兆個細菌，其中最大比例位於結腸，含有約1兆個細菌，此外還有真菌和病毒。這些居住在結腸中的細菌可以進一步幫助消化，關於腸道細菌的探討就是從這裡開始的。

　　總體而言，結腸的主要功能是吸收從小腸排出物質中剩餘的水分，處理體內的廢物，並透過蠕動幫助糞便推入直腸以便排出。實

際上，結腸如同腸道的「乾燥器」，吸收剩餘的水和電解質。每天大約有10公升液體通過小腸，而通過結腸的液體僅有大約半公升，有超過90%以上的水分被小腸吸收。

有趣的是，你可以在沒有結腸的情況下生存，但沒有小腸你就無法生存。那麼人類為什麼有結腸呢？透過進化，哺乳動物發展出能夠依照需求排便的結腸，當有必要時，我們也可以做到暫時憋便。例如，早期人類可能為了安全而保持安靜，或為了尋找食物或逃離掠食者停下不來。能夠憋便的能力使哺乳動物比其他動物具有更大的優勢。

直腸和肛門

直腸位於腸胃道的最下端，乙狀直腸直線向下延伸與肛門相連。直腸儲存糞便，直到排便時將糞便推入肛門並排出體外。直腸能夠感知糞便，告訴你什麼時候準備排便。直腸和肛門的功能非常特殊，它們能夠儲存水分、固體和氣體的混合物，並且可以單獨排放氣體。在一些腸躁症患者中，直腸對糞便的感覺過於敏感。如果它過早檢測到較少的糞便量，你可能會有排便的急迫感，這種情況被稱為直腸高敏感性。

胰腺

橢圓形的胰臟位於左上腹部胃的後方。它將食物和其他營養素轉化為身體所需的能量，並分泌胰液進入十二指腸。胰臟分泌的消化酶有助於分解蛋白質、碳水化合物和脂肪。此外，胰臟分泌的激素胰島素和升糖素有助於調節血糖。最後，胰臟分泌的碳酸氫鹽可以中和

胃酸。小腸內的pH值平衡對於黏膜細胞和消化酶的功能極為重要。

肝臟

肝臟是體內最大的實心器官，位於腹部的右上象限，就在結腸上方，在人體免疫系統中具有重要的作用，因為它是解毒中心：它會解除任何遇到的毒素。酒精是最廣為人知由肝臟分解或代謝的毒素。

肝臟也會產生膽汁酸，這種黃棕色的酶可以清除體內的膽固醇，並促進腸道蠕動，幫助消化和吸收小腸中的脂肪。此外，膽汁酸還會影響糞便的顏色。

膽囊

膽囊是一個梨形的中空器官，位於肝臟下方。在兩餐之間的斷食階段，膽囊會處理、儲存和濃縮來自肝臟的膽汁。當腸道需要膽汁時，膽囊會擠出適量的膽汁以幫助消化脂肪和其他成分。膽汁一旦進入腸道，部分膽汁會在小腸末端的迴腸中再次被吸收進入血液，然後循環回到肝臟。

如果膽囊被切除或功能異常，膽汁會直接從肝臟流入小腸，最終到達結腸，通常這會導致腹瀉。需要特別注意的是，當細菌接觸到膽汁時，它們會將膽汁轉化為有毒的膽酸（如去氧膽酸和石膽酸），這些被認為是引起腹瀉的原因，這種症狀稱為膽酸腹瀉（BAD／bile acid diarrhea），與小腸細菌過度生長不同，但在小腸細菌過度生長的情況下，症狀會更嚴重。膽酸腹瀉的主要原因之一就是小腸細菌過度生長。

闌尾

闌尾是一個微小蠕蟲狀的器官，附著在腹部右下象限結腸的首段。長期以來，闌尾被認為是我們進化過程中一個非必要的殘留器官，但最新的研究推斷，闌尾可能是腸道健康細菌群組的儲存庫，並且在免疫系統中扮演關鍵的角色。例如，我們已經證明闌尾在維持生成甲烷的腸道微生物平衡方面具有重要的作用。

腸道或腸胃道蠕動

消化需要各種腸道肌肉持續且同步的收縮，以控制食物在消化道中移動，這些收縮被稱為腸道蠕動。當腸道神經和／或肌肉無法正常運作時，結果就會出現蠕動問題。腸道蠕動異常會導致腹脹、疼痛、噁心、腹瀉或便秘，所有這些症狀都與腸躁症有關。如果你患有便秘型腸躁症，你的腸道蠕動可能過於緩慢；如果你患有腹瀉型腸躁症，你的腸道推動其內容物的速度可能過快。然而，這並不是普遍的準則。如果你的蠕動非常緩慢，你可能會出現腹瀉；如果你的腸道蠕動很快但不協調，這很可能會導致便秘。

進食階段

當腸道蠕動正常時，在進食階段，胃會將與胃酸混合的食物推向幽門，幽門會感知食物是否已經完全分解以便允許其進入小腸。小腸負責混合和分散食物，以最大化分解蛋白質和糖，並在進食階段將脂肪與膽汁混合成小顆粒。當胃充滿食物並膨脹時，胃結腸的反射反應會向結腸發出排空信號，促使結腸將糞便向前推進。這就

是為什麼偶爾在飯後會排便的原因。這種反射反應也有助於推動已經存在於腸道中的內容物，為攝入的食物挪出空間。

對於一些腸躁症患者來說，進食的過程可能會引發這種反射本能的過度反應，因為他們的內臟（腸道）比較敏感。腸躁症患者描述他們內臟的疼痛感受往往比正常人更強烈，因而成為腸躁症的經典症狀。

斷食階段

在進食階段結束後則進入斷食階段。一開始，小腸不會蠕動或只有部分蠕動，以便食物在小腸中與酶充分混合。當消化完成後，開始進入掃蕩波（也稱為排空掃蕩運動第三階段），這些波每90至120分鐘出現一次（見圖表2.1），每次持續幾分鐘。這些波動進入小腸，將未消化的食物殘渣、腸道分泌物和多餘的細菌推入結腸。

了解腸躁症的關鍵之一是腸道清道夫功能（housekeeper function）。**對於嚴重腸躁症患者來說，腸道清理的功能受損，無法正常運作，意味著有更多細菌在小腸內的殘留物上累積與繁殖，產生許多副作用，包括氣體，因而導致腹脹、脹氣、腹瀉或便秘。**

在2002年發表的一項臨床研究中，我們發現腸躁症和小腸細菌過度生長患者的掃蕩波比健康對照組少60%，這意味著這些腸躁症患者的小腸蠕動不足以徹底清理他們的小腸。結腸中的細菌通常會回流到小腸尋找更多食物。然而，小腸會透過掃蕩波將它們推回結腸。如果掃蕩波受損，細菌就會在小腸中累積。這也稱為小腸細菌過度生長。小腸細菌過度生長會導致發酵並產生氣體，包括硫化

氫、甲烷和氫氣，以及其他副產品，從而引發多種症狀，其中包括腦霧、腹瀉或便秘和疲勞。

腸躁症治療的主要重點之一包括使用藥物來增強和促進掃蕩波，名為神經傳導物質的化學物質與小腸中的受體產生交互作用，促進收縮，從而推動掃蕩波，並有序地移動食物。那些促進神經傳導物質的藥物，如血清素促進劑和紅黴素，可以活化小腸中的平滑肌，幫助食物通過腸胃道。稍後我們會更詳細討論這些藥物。

腸道蠕動在糞便於結腸中的移動及最終排便過程中扮演重要的功能。肛門括約肌由外部自主性和內部非自主性控制的肌肉組成。當糞便移動至直腸時，直腸會擴張，並且向內部括約肌發送信號，使其放鬆並準備透過肌肉收縮將糞便推出。當內部括約肌放鬆時，直腸會稍微擴張，使糞便移動至直腸末端靠近肛門。此時，身體會感知內容物是氣體、液體或固體。如果是氣體，則會透過放鬆外部括約肌來排氣（在社交上可接受的情況下）。如果是液體，則需要盡快到洗手間。如果是固體，你可以選擇暫時憋住稍後再排便。

對於患有腸躁症伴隨腹瀉和小腸細菌過度生長的患者來說，他們可能已經失去準確感知直腸糞便量和濃稠度的能力。有高達30%的小腸細菌過度生長／腸躁症患者出現糞便失禁的情況；也就是說，他們無法控制排便，導致糞便從直腸意外漏出。這種情況男女都會發生，但女性更為常見。更值得注意的是，腸躁症和小腸細菌過度生長患者的糞便形態會改變，其質地更像是花生醬，如果你曾經手上沾過花生醬，你就知道它有多難去除。因此，像這種糞便經過肛門時，很難清理乾淨，有時僅靠擦拭也無法徹底清除。

圖表2.1　排空掃蕩運動（掃蕩波）的高解析度影像

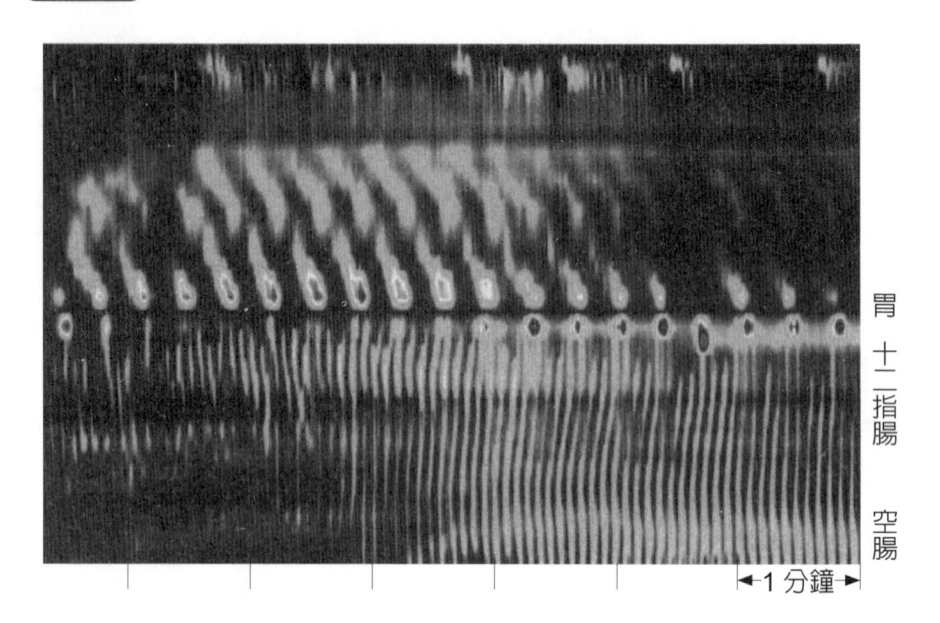

胃
十二指腸
空腸
←1分鐘→

腸道免疫力

　　腸道蠕動問題也可能源自腸道免疫系統的問題。你的腸道內含有數百萬個免疫細胞，這裡的免疫細胞數量比身體其他任何部位都還要多。腸道免疫系統遇到的抗原——即誘發免疫反應的毒素或其他外來物質——比身體其他任何部位更多。這是因為你透過進食將外界的物質帶入體內，所以你需要強大的防禦系統。

　　腸道也是人體內最大的微生物群系所在地。**這個微生物群系在理想情況下應該包含健康平衡的細菌，包括真菌、寄生蟲、病毒和古菌（單細胞生物，包括產甲烷菌，這些菌在代謝過程中會產生甲烷氣體）**。這些微生物生活在整個消化系統中，包括口腔和腸道，它們擁

有不同的功能和相互作用。如果微生物群系的微妙平衡受到破壞，例如由於食物中毒或小腸內細菌過多，你可能會發展成腸躁症。

腸道免疫系統中最複雜的組成部分之一是GALT——腸相關淋巴組織，它是黏膜相關淋巴組織的一部分，並且是重要的防禦系統。淋巴組織是身體免疫系統的一部分，對免疫反應極為重要，並且有助於保護身體免受感染和外來物質的侵害。淋巴組織分布在大部分的腸道中，監控幾乎所有通過腸道的物質。此外，它們還能偵測和攻擊腸道中的入侵者。最後，淋巴組織還會產生抗體，這是身體對抗細菌和病毒的主要防線之一。

小腸是最大的淋巴組織庫，是腸道對你攝入食物做出反應的地方。小腸的表面具滲透的功能，可以讓食物進入消化系統，同時也是多種食物中毒細菌繁殖的地方。例如，我們已知食物中毒會引發腸躁症。我們將在第四章討論最新發現的腸躁症病因。

免疫防衛隊

許多致病微生物透過分布在腸道的黏膜進入人體，因此與腸相關的淋巴組織在必要時提供有效的免疫反應至關重要。儘管腸道內的上皮細胞為單層細胞，但它們仍能形成一道屏障，阻止微生物滲透。小腸的上皮細胞可以與細菌互動，並以黏液捕獲細菌。它們還能感知微生物，分泌化學物質來應付細菌的入侵。此外，腸道的黏膜細胞只允許微生物「穿過」它們，而不允許微生物在黏膜細胞間隙中穿梭。這是由於連接黏膜細胞的鏈環緊密接合，許多疾病會影響這些緊密接合（稱為「腸漏症」），使未經篩選的細菌進入體內。

另一個在腸道抗原和細菌免疫反應中的關鍵部分是培氏斑塊（Peyer's patches）。這些免疫感應器分布於小腸末端迴腸的小淋巴結塊。它們在腸道免疫系統中扮演著重要角色，透過監控腸道內的細菌數量，防止致病細菌在腸道中滋生。

免疫力的差異

　　成年後的免疫系統與兒童時期的免疫系統完全不同。嬰兒出生時，免疫系統尚不成熟。隨著孩子的成長，免疫系統會逐漸成熟、適應並擁有記憶。除了對抗細菌、病毒、真菌和寄生蟲之外，免疫系統還有其他的作用，例如組織修復、傷口癒合、清除死亡細胞和癌細胞，以及形成健康的腸道微生物群系。

　　你攝取的所有食物都會影響你的微生物群系。不同的飲食模式會塑造不同的微生物群系，因而導致免疫力的差異。例如，發展中國家的兒童，由於可能在早期就感染腸道疾病，他們的腸道免疫系統發展會與美國的兒童不同。這是因為發展中國家的微生物群系類型與美國的不同。

表格2.2　對抗小腸細菌過度生長的天然保護因素

第三階段排空掃蕩運動（掃蕩波）
膽酸和胰腺分泌物的抗菌作用
迴盲瓣
胃酸

當免疫系統遇到前所未見的細菌，這時腸道很可能會出現問題。如果你在發展中國家飲食，你可能會出現腸胃不適。同樣，來自發展中國家的人到美國可能會因爲吃速食漢堡而生病。破壞微生物群系的微妙平衡可能會導致腸胃道症狀，並引發嚴重不適。

　　如你所知，腸道結構複雜但功能非常強大。表格2.2列出腸道用來保護自身免受小腸細菌過度生長危害的天然防禦機制。在下一章中，我們將討論微生物群系及其相關疾病的基本知識。

第三章

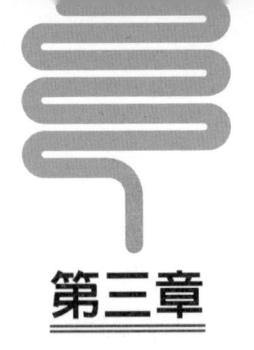

腸道微生物群系：
你的第二個大腦

> 有機生物的奇妙複雜性深不可測……每一個生物都應該被視為一個小宇宙——一個由無數自我繁殖的微小有機體組成，其數量之多，難以想像，猶如天上的繁星。
>
> ——查爾斯·達爾文（Charles Robert Darwin, 1850）

腸道微生物群系目前是醫療保健和醫學界中最熱門的話題之一，因為研究人員不斷發現腸道微生物群系與健康許多方面之間驚人的關聯。腸道微生物群系可能被視為人體內一個完全獨立的器官，因為它包含一個龐大的生態系統，包括細菌、病毒、真菌和原生動物。然而，這個脆弱的生態系統可能會失去平衡，並加重或導致慢性疾病，如心臟病、糖尿病和癌症。此外，許多其他慢性疾病，包括肥胖症、帕金森氏症、發炎性腸道疾病（IBD）、情緒障礙、肝臟疾病，當然還有腸躁症，實際上都可能是微生物群系相關的疾病。

更多樣的腸道微生物群系可以促進更強健、適應性更強的免疫系統。你的腸道內已存在各種保護性細菌，有一部分是從母親在分娩時傳遞給你的。抗生素、飲食、感染及其他因素可能會減少這些細菌的數量，但通常不會完全消失。培養和強化健康的腸道微生物群系非常重要。

健康的腸道微生物群系具有許多有益的功能。腸道微生物可以調節其他細菌，促進膳食纖維的提取和發酵。它們生成的熱量可以改變你的基礎代謝率。此外，它們還能產生維生素，並且是胜肽（小蛋白質）的介質，在調節其他分子的活性、調節免疫反應以及影響其他細菌方面具有關鍵的作用。

微生物群系與身體相互作用的方式對於腸胃功能很重要。人類微生物群系產生的一些化合物與人類細胞產生的化合物相同。例如，微生物群系會分泌血清素（一種情緒化學物質），這使得一些研究人員相信細菌不僅可以影響情緒，還能影響類胰島素蛋白質和其他讓身體發揮功能的化學物質。血清素具有神經調節作用，能促使神經放電並調節腸道功能。當微生物群系受到破壞，血清素水平可能增加，因而導致腹瀉，相反，如果激素分泌減少，則可能導致便秘。

我們可以改變微生物群系，進而對身體產生有益或有害的影響。例如，如果你透過糞便移植植入來自肥胖者的微生物群系，你可能會變胖；如果你透過糞便移植植入產生甲烷菌的微生物群系，你可能會出現嚴重的便秘。從正面的角度來看，如果你患有抗藥性困難梭狀芽孢桿菌（C. difficile）感染，糞便移植的治療效果與抗生素治療一樣有效。

你的細菌族群

你的腸道內寄宿著數萬億的細菌、病毒和真菌，它們共同構成了你的微生物群系。這個龐大的腸胃道族群對許多疾病的發病、發展和治療產生極大的影響。在過去二十年中，自微生物群系研究開始以來，我們已經發現許多關於這個看不見的生態系統如何影響人類的生活，而且研究的進展越來越快。我們對微生物群系深入的了解有助於我們探索飲食、代謝疾病、癌症治療等領域的複雜性。

微生物群系的歷史

一般的微生物群系可以追溯至古老時期且無所不在。事實上，人類是這些微生物得以存活和繁殖的載體，我們體內的細菌數量甚至超過我們自己的細胞。試想一下，假如你是土壤中的細菌：你必須四處移動尋找食物，與其他細菌競爭，還要尋找適合生長的溫度（太冷無法繁殖，太熱會死亡）。此外，太陽的紫外線會殺死你，但在人類的體內，你擁有充足的食物，沒有光線威脅，溫度始終維持在理想的37°C（98.6°F）。

直到最近，科學家們還認為人體中只有不到一半是由人類細胞組成的，其餘的則是細菌。如今，我們相信體內的細菌數量至少與人體細胞數量相等，甚至可能多出十倍。你的體內可能有將近100兆個微生物！這些微生物占你的體重一公斤或超過兩磅的重量。一公克糞便中含有1000億個微生物，其中一半已經死亡。在人體腸道微生物群系中，已知的細菌種類超過1000種，每種細菌都可能在你

的體內發揮不同的作用。

微生物群系也存在於身體的不同部位：皮膚、口腔、腸道和陰道。其中，腸道的微生物群系最大。在第二章中，我們解釋了腸道中每個器官有不同數量的細菌，在本章我們將進一步探討不同類型的細菌。大多數細菌對你的健康非常重要，而某些細菌則可能引發疾病。

什麼是微生物群系（microbiome）？

你的微生物群系是由一群微生物集結──包括細菌、古菌（古老的單細胞生物）、真菌和病毒。這些微生物有時互相協助，有時相互競爭。甚至還有病毒可以殺死或改變細菌。我們將這些微生物，包括其超過300萬個基因（是人類基因的150倍）稱為微生物相（microbiota）。如今，「微生物相」（microbiota）和「微生物群系／微生物基因體／微生物體」（microbiome）這兩個術語常交替使用。

「微生物群系」（microbiome）一詞結合了「微」（micro，意指微小）和「群落」（biome，意指主要生態群）。這個術語於2003年首次提出，因此微生物群系的研究是一門相對較新的科學。由美國國立衛生研究院資助的人類微生物群系計畫旨在定義微生物群系的內容。2007年，人類微生物群系計畫在《自然》雜誌上發表了一篇論文，說明微生物群系涵蓋了身體的所有區域。

科學家最初開始檢查腸道微生物群系是從糞便著手，因為獲取糞便樣本非常簡單。他們將糞便視為整個25英呎腸道的代表，卻未意識到糞便只是腸道的排出物。我們現在知道，20英呎長的小腸中

的微生物群系與糞便中的微生物群系截然不同。**聲稱糞便代表腸道中的微生物群系的理論是不完整且不正確的**。在最近的一篇論文中（2020年），我們首次發表了整個小腸和結腸的細菌概況（以糞便為代表）。即使在最高水平，小腸的概況也完全不同。我們現在知道，僅透過測試糞便是無法了解腸道最長部分的情況。

此外，小腸中的微生物群系可能被認為比糞便中的微生物群系更為重要。**微生物群系與小腸大面積的吸收表面之間的相互作用可能揭示某些人為何患有糖尿病或肥胖**。更重要的是，就本書的主旨，小腸細菌過度生長和與腸躁症相關的症狀直接與微生物群系在小腸中的反應有關。因此，在檢查微生物群系時，我們的重點會放在小腸。

我們開發了一種技術，將一種稱為內視鏡的儀器從口腔中插入，沿著食道進入小腸。然後，使用新設計的無菌抽吸導管，從小腸的不同部位取出樣本。儘管從小腸採集樣本更加困難，但我們發現為了檢查其微生物群系，這樣做是值得的。在研究小腸微生物群系時，正確收集樣本、處理和培養極為重要。

不幸的是，大多數醫療中心通常不會這麼做。你不能只是從小腸中抽取液體，然後就像尿液培養一樣（大於或小於100,000個細菌）送到中央實驗室進行處理和報告。梅奧診所的布萊恩·萊西（Brian Lacy）博士最近的一項研究顯示，使用這種方法的樣本中有20%是無效的，因為它們受到口腔細菌的污染。在過去三到四年裡，我們研究並驗證了抽取小腸微生物群系液體、處理和培養濃稠液體，以及培養和深度測序整個微生物群系的技術，進而創建了黃金標準。

想像微生物群系是一座龐大活躍的城市

想像你的小腸裡有一座龐大的微生物群系城市。這座城市有許多不同的居民，他們各司其職，包括水管工、醫師和環境衛生清潔工。只要城市的微生物群系系統保持平衡與多樣性，這座城市就能運作正常。但如果你服用抗生素，並解雇所有環境衛生清潔工，這座城市就會充滿垃圾。同樣，服用益生菌就像每天增加100萬名醫師，但這也可能讓城市陷入混亂。城市中任何的騷動都會影響整個微生物群系。

整體而言，微生物群系為你提供防禦作用。如果你把自己想像成一個大城市，那麼入侵的軍隊就很難突破城市的防線。平衡的微生物群系使感染難以蔓延。你可以將平衡的微生物群系視為一組生態區位，每個生態區位代表一個家，家中居住著不同類型的細菌。如果某個家空置，外來者就有機會入侵。例如，微生物群系可以對抗困難梭狀芽孢桿菌（C. difficile）引起的感染，這種細菌已成為醫院中的禍害，因為它對抗生素有很強的抗藥性。如果你服用抗生素來減少感染，同時間也會減少城市中防禦者的數量。在這種弱化的環境中，困難梭狀芽孢桿菌（C. difficile）找到了一個生態區位（或家），在那裡生長，進而可能對結腸造成傷害，導致結腸炎。其他侵略性的生物體也會趁機而入，就像政變一樣橫行無忌。

與健康相關的微生物群系組成元素

你的微生物群系包含五種促進健康和預防疾病的特定成分：

- **腸道內細菌和真菌的多樣性**。在腸道這座龐大的微生物群系城市中，微生物群系越多樣化就越健康。例如，你不會想要一個只有醫師或律師的城市。
- **細菌和真菌的分布**。不同類型的細菌有策略地分布在整個腸道中。例如，結腸細菌與小腸細菌不同，因為結腸細菌在小腸中積聚會導致小腸細菌過度生長及其相關症狀。
- **細菌的數量和組成**。在科學文獻中，這被描述為相對或絕對豐富度。你的微生物群系城市中，擁有數千種不同的細菌，每一種細菌都有其特定的職責。每種微生物的數量與其功能成正比。對於一個大城市來說，五個水管工是不夠的。每種細菌都需要適量才能和諧運作。
- **細菌的產物**。你的微生物群系城市中的許多「居民」會生產各種不同的產物，其中有些對健康有益，有些則可能有害。例如，有些細菌具有減少腸道發炎的特性，有些細菌則有促進腸道正常蠕動的特性。另一方面，微生物群系中某些細菌產生的氣體和其他化學物質可能會導致腸躁症的症狀。重要的是，細菌不一定永遠是「好」或「壞」的，關鍵在於維持微生物群系的平衡。
- **韌性**。如果你在服用抗生素後觀察你的微生物群系，你可能會發現微生物的數量大幅減少。兩週後，細菌會重新繁殖，微生物群系又恢復正常，這就是韌性。然而，如果你持續服用抗生素，這將對你的微生物群系產生不利的影響。微生物群系就像一根橡皮筋，每次的拉扯都會讓它的彈性減弱。如果你使用太多抗生素，它可能無法完全恢復到原來的狀態。

什麼是「正常」的微生物群系？

　　研究人員的思維已經從單純分離和識別腸道微生物，轉向理解它們與人體健康相關的功能。鑒於人體微生物群系有超過1000種物種，且物種功能的重複性非常高，這對健康來說可能有利。肥胖、發炎性腸道疾病、腸躁症和糖尿病等疾病與微生物多樣性減少有關。重點是，腸道微生物群系並沒有一套「正常」的樣本。就像大都市有很多相似之處，但並不完全相同，我們將進一步探討這個議題。

　　那麼，細菌何時首次在人體內出現呢？我們現在知道，即使是胎兒也擁有基本的微生物群系。人們認為細菌會透過胎盤傳給胎兒，並且在老鼠的羊水中發現細菌。在沒有任何感染或發炎的跡象下，人類的細菌已從臍帶血中被分離並檢測出來。人類的胎盤本身有自己的微生物群系，而令人驚訝的是，健康嬰兒的第一次糞便並非無菌。通過陰道分娩或剖腹產分娩對新生兒腸道中的早期細菌定殖有著顯著影響。陰道分娩被認為有助於健康細菌更快在腸道中定殖。

　　到了三歲，你的腸道微生物群系開始類似於你的成人微生物群系。由於我們在此省略許多菌群定殖的步驟，重要的是能理解，你的微生物群系在你的有生之年裡不斷在變化。舉例來說，我們的研究顯示，從童年到八十歲，甲烷古菌增加了將近五倍。因此，即使在老年時，微生物群系仍會隨著你的變化而改變。至於這是好是壞，仍有待進一步的研究。

　　事實上，我們並不知道何謂「正常」的微生物群系。你的微生物群系是獨一無二的。雖然有一些常見的典型模式，但每個人的微

生物群系都不同。你的飲食、環境、藥物和基因都會影響你的微生物群系，甚至你的寵物也可能對你的微生物群系產生影響！

我們的重點是，沒有所謂的「正常」微生物群系；事實上，我們不知道什麼才算是完美的微生物群系。目前我們尚未發現任何特定的神奇菌群組合，因此微生物群系的治療非常複雜。

此外，你的飲食使你的微生物群系變得獨一無二。如果你生活在非洲，由於當地的飲食習慣與美國不同，你的微生物群系也會和生活在美國的人不同。在希臘，人們只吃希臘食物，在非洲，人們只吃當地食物。然而，在北美，我們可能今晚吃希臘菜，明晚吃義大利菜，後天晚上吃墨西哥菜。許多美國人每晚可能吃不同類型的菜餚。這種多樣化的飲食在歷史上前所未有，這個因素也可能改變我們的微生物群系。

食品添加劑也會破壞微生物群系。例如，在食品中添加乳化劑使其更滑順，或添加苯甲酸鈉以減少真菌生長並延長保存期限。這些添加劑確實會使食物更具吸引力，但它們有可能破壞微生物群系。乳化劑如聚山梨醇酯80（polysorbate 80）會破壞黏膜，實際上也會「乳化」你的微生物群系，而苯甲酸鈉則會殺死微生物群系中的真菌。

不同的器官，不同的微生物群系

正如我們在第二章提到，腸道每個部分都有其獨特的微生物群系。糞便中最常見的細菌是擬桿菌門和厚壁菌門；然而，糞便微生物群系中的細菌組成差異很大——從10%到90%不等，因此我們無

法僅依靠糞便檢測來描繪腸道微生物群系。

小腸有其獨特的微生物群系組合。在最新的《REIMAGINE》研究中，我們檢查來自小腸的抽取樣本，首次確定小腸微生物群系的組合。我們現在知道，該微生物群系由兩大類細菌組成：厚壁菌門和變形菌門。

我們還發現，一個人小腸全部長度內的微生物群系組合相對一致，並且與糞便微生物群系相比完全不同。如果我們要真正了解人類微生物群系與疾病之間的關係，我們就要了解小腸微生物群系的特徵。

在《REIMAGINE》之前，微生物群系的研究尚未完全標準化。如果研究人員將糞便樣本送到兩個不同的實驗室，可能會產生兩個不同的結果。新鮮糞便與急凍糞便的結果也可能不同。當時並沒有標準化的方法來評估糞便微生物群系。在18個月的時間內，我們成功簡化小腸樣本採集的過程和最終提取DNA以便檢查微生物群系。

傳統上，有多種方法評估腸道微生物。舊有的方法是培養樣本以觀察生長的情況。然而，腸道中的大多數微生物無法在實驗室中生長，因此無法進行培養。如今，細菌和古菌已經過基因定序。從糞便樣本中提取的DNA片段經過嚴格保存可作為條碼，透過讀取該片段以識別樣本中的微生物類型。在大多數情況下，我們可以擴增這些DNA片段，並辨別糞便中細菌的相對頻率。這個過程稱為高通量定序（deep sequencing）。

然而，基因定序並不容易執行，而且結果也未必具體。基因定序可以揭示細菌的屬（群），有時還能識別物種，但無法確定特定的菌株。不同的大腸桿菌菌株之間可能有很大的差異；例如，一種

菌株可能致命，而另一種菌株可能無害。細菌的族群非常複雜且多樣性。

微生物群系相關的疾病

在檢查小腸時，我們可以結合細胞培養和基因定序來檢測微生物群系。這個過程有助於深入了解微生物群系失衡與一系列疾病之間的關聯，包括肥胖症、帕金森氏症、困難梭狀芽孢桿菌感染、發炎性腸道疾病、抑鬱症和焦慮、肝性腦病變和腸躁症。

肥胖症

微生物群系專家現在將焦點放在肥胖症上，這是全球最大的流行病之一。透過觀察糞便微生物群系，可以揭示擬桿菌與厚壁菌門之間的比例模式。這種比率的變化似乎是肥胖症的訊號。我們也有初步證據顯示小腸微生物群系中的特定微生物與肥胖症有關，我們正在進行更多研究來驗證這個假設。

我們也是一個研究團隊的成員，正在研究產生甲烷的古細菌與肥胖之間的關聯，這其中似乎有兩種機制在運作。第一個假設是這種微生物產生的甲烷會使腸道輸送的速度變慢。食糜輸送越慢，腸道吸收營養的時間就越長，而食物在腸道中停留的時間越長，每次進食時吸收的熱量就越多。

第二個假設著重於產甲烷和產生氫微生物之間的相互作用。產甲烷的微生物需要另一個物種（通常是變形菌）的夥伴來產生氫氣。產甲烷古菌利用氫來製造甲烷，這為它們提供能量，而氫的流

失可能會增加卡路里。人體細胞不會產生或使用甲烷或氫氣（據我們所知），這些氣體只是細菌（就甲烷而言是古菌）在其發酵過程中所產生的一部分。

帕金森氏症

帕金森氏症患者腸道內的微生物似乎與健康的人不同。這種微生物的差異與患有這種疾病的人所經歷的駝背姿勢和行走困難有關。

只有少數帕金森氏症是遺傳的。在其餘的患者中，似乎有某種因素會殺死大腦中特定的神經細胞（神經元）。主要元凶是異常錯誤折疊和聚集的蛋白質，但其他可能的原因還包括頭部創傷或接觸重金屬、農藥或空氣污染。

有一種理論認為，帕金森氏症是由於發炎反應導致腸道微生物群系改變所引起的。這種發炎使名為 α-突觸核蛋白的蛋白質錯誤折疊，並沿著迷走神經從腸道內膜傳遞到大腦，造成神經細胞死亡。帕金森氏症的一個特徵是大腦中出現含有 α-突觸核蛋白聚集物的路易氏體（Lewy bodies）。研究人員發現，路易氏體在出現於大腦之前，早已在結腸中形成。這提供我們另一個線索，顯示結腸中的某些因素可能會觸發或啟動帕金森氏症的發展。

事實上，帕金森氏症患者早在神經系統疾病出現之前就經常出現消化問題，例如便秘。這些消化問題可能在帕金森氏症症狀出現的2至10年前發生。在我們的腸胃蠕動診所中，我們看到許多便秘患者患有帕金森氏症。事實上，我們經常在診所診斷出帕金森氏症。這更進一步支持帕金森氏症可能是一種微生物群系疾病的理

論，因為腸胃症狀先於神經症狀出現。

或許帕金森氏症並不是一種影響腸道的腦部疾病，但對某些患者來說，它可能是一種影響大腦的腸道疾病。未來，醫師或許能夠透過檢測微生物群系的變化找出帕金森氏症高風險的人群，然後透過飲食或其他方法恢復健康的微生物群，以延緩或預防這種疾病。目前已有相關的研究正在進行中。

困難梭狀芽孢桿菌

困難梭狀芽孢桿菌（C. difficile）感染目前已成為美國醫院感染的首要原因。這種形成孢子的微生物很難根除，且在治療後經常復發。這種感染與先前使用抗生素密切相關。其他危險因子包括高齡、免疫抑制、發炎性腸道疾病（IBD）和質子幫浦抑制劑的使用。這些因素都與腸道微生物群系組合的變化有關。

研究人員發現，腸道微生物群系失衡會助長困難梭狀芽孢桿菌感染。研究表明，困難梭狀芽孢桿菌的存在會降低微生物群系的多樣性。困難梭狀芽孢桿菌感染也與特定微生物族群的變化有關，這些變化可能會保護腸道免受困難梭狀芽孢桿菌在腸道定殖，或增加對困難梭狀芽孢桿菌感染的易感性。換句話說，如果你的微生物群系受到干擾，那麼你感染困難梭狀芽孢桿菌的風險就會提高。

- **糞便移植**。糞便移植技術已被證實是治療困難梭狀芽孢桿菌感染非常有效的方法。對於復發性感染，抗生素的有效率為30%，而糞便移植的有效率為90%。在糞便移植後，微生物群系會在兩到三天內重新調整。對於復發性困難梭狀芽孢桿菌感染，微生

物群系糞便移植的有效性是該領域前景看好的例子。發炎性腸道疾病、肥胖症和癌症是其他可能受益於糞便移植的疾病，但相關數據尚不確定。我們會在後續的章節中討論糞便移植在激躁症和小腸細菌過度生長中的作用。

發炎性腸道疾病（IBD）

發炎性腸道疾病包括克隆氏症和潰瘍性結腸炎，這兩者都是消化道的慢性復發性疾病。在發炎性腸道疾病患者中，腸道會出現潰瘍，導致出血、狹窄和腹痛。

已有證據顯示，腸道微生物群系與發炎性腸道炎的發展或持續有關。事實上，發炎性腸道疾病與腸道微生物群系顯著變化息息相關。最早提出腸道細菌在發炎性腸道疾病中的重要性的實驗之一，發現當糞便水被植入時，可以顯著改善症狀。在一些嚴重到難以治癒疾病的患者中，糞便會被引流至腸造口袋（用於收集糞便的袋子），使糞便不會進入結腸。當患者的發炎症狀消失，發炎性腸道疾病情況好轉後，一旦腸道重新連接，糞便和細菌再次進入結腸後，病情又會復發。這一現象顯示，只有當消化道的黏膜接觸到糞便及其細菌時，才會出現潰瘍。當糞便再次通過腸道後，潰瘍和發炎性腸道炎症狀會再次出現。

類似的研究表明，無菌小鼠在引入細菌之前不會出現腸道發炎的症狀。這種腸道發炎是由腸道微生物群系誘發或助長的。

目前尚未發現單一某種微生物是發炎性腸道疾病的致病因子。使用抗生素治療克羅氏症和潰瘍性結腸炎在長期效果上出現矛盾的結果，而使用益生菌治療發炎性腸道疾病效果有待觀察。然而，使

用包含有益細菌菌株的優化微生物混合物進行治療，結果出現令人振奮的療效。

糞便移植是一種更具有前景，用於調節腸道微生物群系以治療發炎性腸道疾病的療法。針對潰瘍性結腸炎的糞便移植研究顯示患者症狀有所改善；然而，這些研究僅是少數患者，並採用多種治療法，因此目前無法提供明確的結論。

顯然，腸道菌群失衡對發炎性腸道疾病有很大的影響。毫無疑問，治療和預防發炎性腸道疾病的新療法必須包括對腸道微生物群系的調節，並採取多管齊下的方法，除了微生物群系調節之外，還要搭配其他針對發炎性腸道疾病等多種療法組合，其中可能包括益生菌、益生元、抗生素和個人化糞便移植，以確定何種效益最大。

抑鬱和焦慮

腸道微生物群系與心理健康之間的關係是微生物群系研究中最有趣的主題之一。越來越多的證據顯示，腸道微生物群系可以透過所謂的微生物群系腸－腦軸影響大腦功能。

腸－腦軸的概念與迷走神經有關，這是身體中最長的神經，從腦幹延伸到腸道的最低段。迷走神經就像一條雙向高速公路，向腸道發送來自大腦的信號以調節消化，同時也將信號從腸道傳回大腦。這為神經傳導物質（血清素和多巴胺等化學物質）提供一條可能的傳輸路徑，從腸道傳遞到大腦中的受體，進而影響情緒和行為。

多項研究顯示腸道微生物群系如何影響抑鬱症。比利時最近的一項研究發現，抑鬱症患者的腸道中缺乏兩種細菌株。其他研究則顯示，抑鬱症患者的腸道微生物群系的多樣性減少。

目前的大多數研究是基於動物模型，只有少數是針對人類的研究。我們需要更多的研究來確認腸道微生物群系與抑鬱症之間的關聯。腸道微生物群系中特定物種的變化是否會導致抑鬱症，還是抑鬱症引發微生物群系特定物種的改變，最終導致更嚴重的抑鬱症？目前有關腸道微生物群系和情緒障礙的研究仍處於早期階段，未來不久可能會有的答案。

肝性腦病變

肝性腦病變是一種與肝臟疾病（特別是肝硬化）相關的狀況。它有一系列的症狀，包括思考困難、性格改變、注意力不集中、書寫問題或其他小指動作喪失、精神錯亂、健忘和睡眠品質差。更嚴重的症狀是意識錯亂、嚴重焦慮或恐懼、失去時間和方向感、以及極度困倦、行動緩慢或遲緩、手或手臂顫抖。

幾十年來，肝性腦病變一直被認為與因肝功能衰竭而導致腸道細菌在肝臟中產生的高濃度氨有關。最新的證據顯示，肝性腦病變與腸道微生物群系改變有關。腸道微生物的副產物，例如胺基酸的代謝物和毒素，堆疊在滲漏的腸道屏障上，進而可能導致肝性腦病變。

多種機制可以解釋肝硬化患者腸道功能缺陷和微生物群系改變的原因。其中包括小腸蠕動延遲、腸壁滲透性增加以及對細菌和小腸細菌過度生長的防禦能力減弱。此外，膽酸減少也可能會改變腸道微生物群系。

腸道微生物群系的調節可能在肝性腦病變的治療中發揮作用，進一步確立其與微生物群系疾病的關聯。乳果糖為肝性腦病變的標準療法，透過改變腸道微生物群系來減少氨的產生和吸收。作為益

生元的乳果糖，不僅可以促進潛在有益細菌（如乳酸菌）的生長，還可以作為通便劑，減少進入肝臟血流的細菌總量和毒素。利福昔明（Rifaximin）是一種合成、不易被腸道吸收的抗生素，常用於治療伴有腹瀉的腸躁症，可以降低細菌抗藥性的風險，透過減少小腸中的細菌負荷，是目前治療肝性腦病變有效的方法。

腸躁症（IBS）

　　腸躁症是微生物群系疾病的典型代表。其他與微生物群系相關的疾病仍處於研究階段，而腸躁症則是典型的微生物群系疾病。我們現在已有基於腸道微生物群系的診斷測試（抗黏著斑蛋白／抗CdtB水平的呼吸測試和血液測試），以及透過調節微生物群系的治療方法，包括飲食改變和利福昔明。腸躁症仍然是美國食品藥物管理局（FDA）批准可以使用微生物群系調節藥物（如利福昔明）治療的唯一腸道疾病。

　　微生物群系研究對腸躁症的診斷和治療帶來重大的變革。在下一章中，我們將探討腸躁症另一個新的致因：食物中毒。

第四章

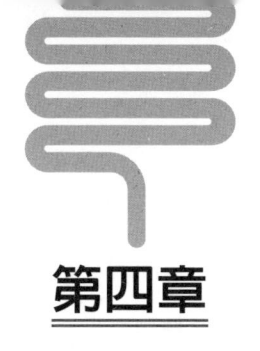

食物中毒：
腸躁症的新致因

梅根是一名24歲的大學畢業生，正計畫與家人一起去哥斯大黎加旅行。在大學期間，她曾經食物中毒，隨後發展成小腸細菌過度生長，經歷數月症狀的困擾。梅根説：「我服用抗生素利福昔明，採取低發酵飲食，感覺80%到90%的症狀得到緩解。我很想和家人去哥斯大黎加，但我們計畫一個長途巴士旅行去火山。我很害怕再次食物中毒，因為第一次的經歷實在太痛苦了。」

她的醫師建議梅根可以去旅行，只要採取預防措施並每天服用半劑抗生素預防食物中毒。梅根説：「巴士上有20個人，除了我之外，每個人都拉肚子。由於之前的小腸細菌過度生長，我本來可能是車上病情最嚴重的人，但這次我卻是最健康的人，因為我採取了預防措施。」

如果你曾經苦於腸道感染，你就知道這個過程並不好受。通常，噁心、嘔吐和腹瀉等症狀不會持續超過幾天，但在某些情況下，感染後的影響可能會持續幾週、幾個月甚至數年。食源性疾病

的痛苦可能不會隨著急性症狀停止而結束。對於一些人來說，例如梅根，這可能是數月甚至數年痛苦的開始。

我們的目的不是限制你的旅行或建議你不要去餐廳吃飯。我們的療法，包括抗生素和低發酵飲食，讓你可以在任何餐廳用餐。透過我們的策略，你可以維持你的生活方式，保持健康並享受美好的生活！

食物中毒以及某些類型的感染可能會誘發一種稱為感染後腸躁症的病症，這種情況發生在食物中毒或寄生蟲感染後。研究人員透過檢查已知食物中毒（也稱為急性腸胃炎或急性感染性腹瀉）的患者來記錄此現象。無論致病感染是自行消退或治療成功，在糞便樣本顯示感染已消失後，某些患者隨後會出現腸躁症。這種現象在偶發的食物中毒事件或大規模食物中毒流行後屢屢發生。

我們現在知道，經歷過食物中毒的人有九分之一會發展為腸躁症。食物中毒會將有害的病原體引入微生物群系，並導致腸躁症，即使過了多年以後。許多腸躁症的病例可能是由食物中毒或寄生蟲感染引起的。雖然食物中毒很常見，但並非所有食物中毒都會發展為腸躁症。大多數的食物中毒在一到兩週內會自行康復，無需醫療照護。

當我們詢問腸躁症患者是否曾經有過食物中毒的經歷時，並不是所有人都能記得。通常，我們會聽到患者說：「八個月前，我在國外旅行，腹瀉了幾天。可能是酒？食物中毒？還是因為我無法消化不熟悉的食物？」當我們詢問腸躁症患者是否記得所謂的「徵兆」時，大多數人都無法想起症狀是何時開始的。有些人則記得症狀開始的那一天：他們記得在餐廳用餐後食物中毒，從此開始遭受

腸躁症的折磨。許多人回憶起那次腹瀉是他們人生中最嚴重的一次，或者他們的糞便帶血，或者其他同樣戲劇性的經歷。

你可能不記得有過食物中毒的經歷，也可能不記得幾天的腹瀉。事實上，你的腸躁症症狀可能在初次食物中毒後幾個月才開始。這些症狀總稱為腸躁症，但其根本原因有70%是異常的腸道蠕動和小腸細菌過度生長。小腸細菌過度生長也可能由其他因素引起的，但食物中毒是導致腸躁症最常見的途徑。任何使腸道減緩或失調的因素都會引發腸躁症，而食物中毒會導致小腸蠕動變慢，進而導致腸躁症。

食物中毒的歷史和演變

當第一版羅馬準則在1990年代發表時，研究人員首次對腸躁症進行定義。如第一章提及，羅馬準則的異議在於，腸躁症傳統上被定義為一種排除性診斷。因此，在進行大腸鏡檢查、電腦斷層掃描（CT掃描）、超音波檢查以及糞便和血液檢測之後，排除了克隆氏症、潰瘍性結腸炎、乳糜瀉或結腸癌等疾病後，醫師便可以應用羅馬準則來判定你是否符合腸躁症的診斷標準。

在第一版羅馬標準發布時，歐洲研究人員發現，曾經感染沙門氏菌的人在數月後仍然會出現類似於腸躁症的異常腸道症狀，但檢查腸道時並未發現任何異常。這些患者符合食物中毒引發腸躁症的標準，這提供了食物中毒可能誘發腸躁症的第一個線索。

這項發現在美國受到質疑。臨床醫師認為腸躁症主要是一種與壓力後疾病或焦慮症相關的心理疾病，他們認為這項發現並不尋

見，無法代表腸躁症。他們推測食物中毒使腸胃道暫時受損，而這種損傷可能需要長時間才能痊癒。

但越來越多的研究顯示，有食物中毒史的人會出現類似腸躁症的腸道功能失調。隨著數據不斷累積，羅馬準則委員會開始意識到其重要性，進而制定新術語，將這種現象稱為感染後腸躁症。儘管這被認為是腸躁症的一個小類別，但至少感染後腸躁症現在已是一種公認的診斷。

在2010年前的十多年裡，感染後腸躁症引起人們的關注，但只有少數腸躁症患者以食物中毒作為起始事件，而感染後腸躁症對整體腸躁症的影響仍然被低估。

感染後腸躁症和其他疾病

第一次感染後腸躁症的描述是在1918年阿瑟‧赫斯特爵士（Sir Arthur Hearst）的著作《戰爭的醫學疾病》（Medical Diseases of War）中。他描述患有痢疾的士兵在細菌「消失」後，出現便秘和腹瀉交替發作的情況，進而發展成感染後腸燥症。在感染後發展成疾病並不是一個新的現象，且數十年來在其他非腸躁症的病症中也有相關的報告。

- **反應性關節炎**：這種疼痛發炎性關節炎是受到某種細菌感染而引發的。這些細菌最常見於腸道（如曲狀桿菌、沙門氏菌、志賀氏菌和耶氏菌）或生殖器（如砂眼披衣菌）。即使感染已經清除，關節仍會腫脹，並引發持續數月甚至數年的劇烈疼痛。

儘管細菌早已排出體外，這些患者的發炎指數仍然很高。有一部分患者會自行康復，這與感染後腸躁症患者的情況相似。

- **感染後格林—巴利症候群**：這種疾病通常始於腳和腿部的刺痛和無力，然後蔓延到上半身和手臂。這些症狀通常在感染性疾病，如呼吸道感染或腸胃流感後出現。隨著格林—巴利症候群的進展，肌肉無力可能演變成癱瘓。四肢的神經開始衰退，並且逐漸蔓延至軀幹，情況嚴重時，患者可能無法行走或呼吸，因為這種症狀會影響到橫隔膜等負責呼吸的肌肉。
- **感染後胃輕癱**：這種疾病會導致持續嘔吐和體重減輕，是急性發作且通常為自限性的病程。在感染緩解後，胃無法完全排空，或需要比平常更長的時間才能排空。隨著食物在胃中累積，患者會出現脹氣、噁心和嘔吐的症狀。這些情況可能會在幾個月後自行消失，但有些可能患者終生飽受胃輕癱的困擾。
- **感染後消化不良**：是一種難以明確界定的症狀，通常在細菌感染後會出現消化不良的感覺。例如，沙門氏菌感染可能引起腹瀉，幾個月後可能引發腸躁症。在急性疾病期間的嘔吐可能會演變為功能性消化不良，這是一種常見但被忽略的症候群，其症狀包括進食後反覆感到飽脹、無法吃完整餐，或只吃少量食物後就覺得很飽，以及出現胃灼熱、腹脹和排氣等情況。

隨著時間的推移，有關感染後腸躁症影響的研究逐漸增多。2017年，梅奧診所的研究人員對45起已發表的食物中毒事件進行統合分析，發現每100名食物中毒患者中就有11人會因細菌性腸胃炎或病毒或寄生蟲感染而發展為腸躁症。

我們發表了一項基於美國疾病管制與預防中心食物中毒發生率數據的研究。當我們將美國的腸胃炎發病率進行重疊分析，並研究經過一段時間後的變化，我們發現大約有10%的美國人在上一次得到腸胃炎後會演變成腸躁症。這項研究以及其他相關研究顯示，食物中毒可能是腸躁症的主要原因之一。

研究人員發現，多種細菌的感染會引發腸躁症，包括曲狀桿菌、沙門氏菌和志賀氏菌，以及梨型鞭毛蟲等寄生蟲（**見表格 4.1**）。一些病毒也被證明會導致感染後腸躁症。然而，曲狀桿菌是美國和加拿大最常見的細菌性食物中毒，且通常病情最嚴重，因此也是最容易引發腸躁症的細菌。

避免食物中毒的提示

如果你出現嚴重的食物中毒症狀，最好立即使用抗生素治療，例如針對大腸桿菌的利福昔明或其他針對侵入性病原體的抗生素。當然，預防食物中毒是最好的選擇，這對於已經患有腸躁症或小腸細菌過度生長的患者尤其重要。

使用抗生素預防腸躁症尚未經過臨床研究，因為這類研究需要大量的患者才能顯示統計上的成功。此外，針對此現象的研究資金也相對短缺。儘管如此，南加州的許多醫師（包括我們）在前往食源性疾病高風險的國家旅行時，會使用抗生素來預防腸躁症。數據顯示，有高達50%的旅客在發展中國家會感染某種形式的食源性疾病。

表格4.1　與腸躁症相關的細菌表

類別	微生物	影響
透過食物中毒導致腸躁症的常見致病菌	・曲狀桿菌 ・沙門氏菌 ・志賀氏菌 ・病源性大腸桿菌	許多這類細菌含有**CdtB毒素**，在人類和動物研究中已被證實會導致感染後腸躁症和小腸細菌過度生長。
小腸細菌過度生長	・大腸桿菌 ・克雷伯氏菌 ・可能是氣單胞菌	這些細菌在小腸細菌過度生長的患者中被發現含量升高，且最近的研究顯示，透過呼氣測試呈陽性結果。這些細菌在小腸內會產生氫氣。
腸道產甲烷菌過度生長（IMO / Intestinal Methanogenic Overgrowth）	・史密斯甲烷短桿菌	這些細菌會產生甲烷，甲烷與便秘和腹脹有關，甚至可能是引起這些症狀的原因。由於這些細菌在結腸及腸道其他部位的數量可能會增加，**因此稱為腸道產甲烷菌過度生長。**
硫化氫產生菌	有多種，包括： ・梭桿菌 ・脫硫弧菌 ・嗜膽菌	這些細菌會將氫轉化為硫化氫。硫化氫與腹瀉有關。

為了降低食物中毒的風險，你可以遵循以下的建議：

- 避免食用生食，如沙拉（尤其是在沙拉吧）或生魚，包括壽司。
- 將食物徹底加熱，不要食用長時間放置在室溫下的食物。
- 避免吃路邊攤販或餐車的食物，因為他們的衛生條件通常有別於餐廳。這些環境中的食物可能沒有適當的冷藏或處理，因此更容易受到有害微生物的污染，進而引發食物中毒。
- 避免食用未煮熟的蔬菜，因為它們通常使用當地的水來噴灑或

清洗。建議將蔬菜煮熟後趁熱食用。
- 飲用知名品牌的瓶裝水而不是自來水，並用瓶裝水刷牙。如果沒有瓶裝水，飲用前在當地水中加入碘片。避免使用冰塊，因為冰塊可能是用當地的水製成的。
- 洗澡或淋浴時，避免讓水進入口中。
- 選擇衛生聲譽優良的餐廳用餐，避免在有不良紀錄的餐廳用餐。
- 如果食用冷凍家禽，請確保完全解凍後再烹調，以避免沙門氏菌和曲狀桿菌引起的食物中毒。出於同樣的原因，要避免食用生雞蛋。
- 在家中，食用前徹底清洗所有水果和蔬菜。使用無毒的食品清潔劑，你可以在當地的健康食品商店找到這種洗滌劑。
- 食用水果前，請削去外皮。
- 飯前洗手或消毒雙手。
- 在飯店房間，使用一次性杯子，而不是可重複使用的玻璃杯或瓷杯。在一些飯店中，可重複使用的杯子只是經過簡單的沖洗，而不是確實的清洗。
- 如果你計畫前往食物中毒高風險的地區，你可能要考慮在旅行期間每餐服用半顆利福昔明藥片，儘管這並不是美國食品藥物管理局（FDA）批准的治療方法。

如果你住在租屋處或民宿，你可以採取進一步的預防措施：
- 清潔廚房檯面。
- 清潔所有砧板，特別是木製砧板。肉類和蔬菜分別使用不同的

砧板。
- 用洗碗機清洗所有的洗碗海綿。洗碗海綿是公認的細菌溫床。
- 為防止食物迅速變質，請確保冰箱正常運作。
- 注意購買食品的有效期限。過期的食物更可能含有導致食物中毒的微生物。

腸躁症與自體免疫力

28歲的卡莉是一名職業撲克玩家，她在前往墨西哥旅行時食物中毒。在急性腹瀉、嘔吐消失後，她開始出現脹氣、劇烈腹痛的症狀，並且只吃幾口食物後就覺得很飽。她說：「我在墨西哥看了一位醫師，他給我抗生素治療後，感覺好多了。但當我回到家後，症狀突然發作，我不得不住院接受治療。醫師們做了多項檢查，但找不出任何身體上的問題。」

醫師檢查兩種可以識別腸躁症的血液抗體。其中一種抗體（抗細胞致死腫脹毒素B [CdtB]）呈陽性，但另一種（抗黏著斑蛋白〔anti-vinculin〕）呈陰性。「他們告訴我，我是感染後腸躁症（post-infectious IBS）和小腸細菌過度生長，並用抗生素利福昔明進行治療。」一開始，我的症狀有好轉，但幾週後，又出現腹脹和腹瀉。醫師重新檢查我的抗體水平，這次抗黏著斑蛋白水平非常高。醫師告訴我，我的身體已逐漸產生抗黏著斑蛋白，病情又更進一步。於是我開始遵循低發酵飲食，並服用藥物幫助我的胃更快排空，再加上利福昔明緩解小腸細菌過度生長，現在我的狀況好很多了。」

「如果我沒有做血液檢查，我可能會進行不必要的檢查或接受數月的治療，」卡莉繼續說道。「我的工作壓力很大，我不想服用可能影響思維的抗憂鬱藥物。在檢查血液中的抗體後，我被診斷出患有感染後腸躁症和小腸細菌過度生長，並確實驗證了我在食物中毒後所出現的症狀。」

如上所述，疾病和症狀可能會在感染完全消失後才出現。對於區隔腸躁症、自體免疫可能是這種感染後疾病的一部分。自體免疫性疾病是指免疫系統錯誤攻擊體內健康細胞的情況，可能波及身體的任何部位，如肌肉、關節、神經、腸道和皮膚，並導致發炎，進而引發各種症狀。腸躁症中的自體免疫概念也解釋了為何腸躁症患者女性多於男性，因為女性更容易罹患自體免疫性疾病；幾乎所有的自體免疫性疾病在女性中的發病率都高於男性。例如，有超過90%的紅斑性狼瘡或原發性膽汁性肝硬化患者是女性。

要了解感染後腸躁症的機制，意味著要了解腸躁症和小腸細菌過度生長是如何發展的。我們進行一項科學實驗，以找出為何食物中毒會導致腸躁症和小腸細菌過度生長。我們建立一個感染後腸躁症的動物模型，用曲狀桿菌（Campylobacter jejuni）感染老鼠，這是美國和加拿大食物中毒最常見的原因。我們將一組感染曲狀桿菌的老鼠與另一組未感染曲狀桿菌的老鼠進行比較。

在曲狀桿菌感染消失三個月後，受感染的老鼠出現異常的腸道模式，白血球增多，直腸內壁細胞細菌過度生長。這是首次研究顯示感染曲狀桿菌的老鼠如何從一次感染中發展為腸躁症和小腸細菌過度生長的研究。我們因此確認曲狀桿菌是一種與腸躁症相關的主要細菌，並為研究腸躁症的病因提供了動物模型。

此外，我們發現，因曲狀桿菌引起細菌過度生長的老鼠中，其腸道中啟動掃蕩波的神經受損或減少。換句話說，對於防止細菌過度生長的重要神經在感染過曲狀桿菌的老鼠中減少。因此，小腸細菌過度生長和腸躁症都可能與先前的感染有關。

我們如何建立腸躁症血液檢測

我們開始尋找可能導致神經損傷的細菌毒素。我們知道曲狀桿菌、大腸桿菌、沙門氏菌和志賀氏菌都會引起腸躁症，且各自具有不同的毒素。我們找出這些細菌共同的毒素，發現了細胞致死腫脹毒素（Cdt）。Cdt蛋白具有多種成分。在隨後的研究中，我們發現了CdtB是活性蛋白毒素。

這項發現的發展耗時近十年，但我們知道CdtB必定是腸躁症過程的一部分。當CdtB進入血液時，它會誘發針對它的抗體產生。令我們驚訝的是，我們發現該抗體會識別自身組織，並對老鼠腸道中的神經產生反應，即使在那些從未感染過曲狀桿菌的老鼠中也是如此。這是一個令人驚訝的發現，但隨著進一步的研究，我們發現CdtB與我們體內的一種天然蛋白質——黏著斑蛋白（vinculin，黏著素）相似。這種反應僅發生在特定分子量的黏著斑蛋白上。這種「分子擬態」可以欺騙我們的身體產生抗黏著斑蛋白抗體。

黏著斑蛋白是我們體內的重要蛋白質，有助於腸道的肌肉收縮。如果我們體內有攻擊黏著斑蛋白的抗體，腸道功能就會受損，最終導致腸道蠕動異常，包括掃蕩波。而小腸細菌過度生長會使這種現象變得更加複雜。透過測量血液中CdtB和黏著斑蛋白的特定抗

體，我們可以診斷出腸躁症。這項突破促成了首次以血液檢測診斷腸躁症。

經過多項臨床研究的數據，我們知道食物中毒會觸發抗CdtB抗體的生成，而進一步引發針對黏著斑蛋白的自體免反應。這種自體免疫攻擊會導致腸道神經受損，減緩小腸的掃蕩波，從而促進細菌過度生長。這些研究進一步闡明了食物中毒如何引發腸躁症和小腸細菌過度生長等病症。

我們開發的檢測方法旨在尋找CdtB抗體，該毒素來自由細菌引起的食物中毒，例如大腸桿菌（Escherichia coli）或曲狀桿菌（Campylobacter jejuni）。如果血液中存在抗CdtB抗體，即可以診斷出與食物中毒有關的腹瀉型腸躁症（IBS-D）或腹瀉和便秘交

圖表4.1　從食物中毒演變為腸躁症

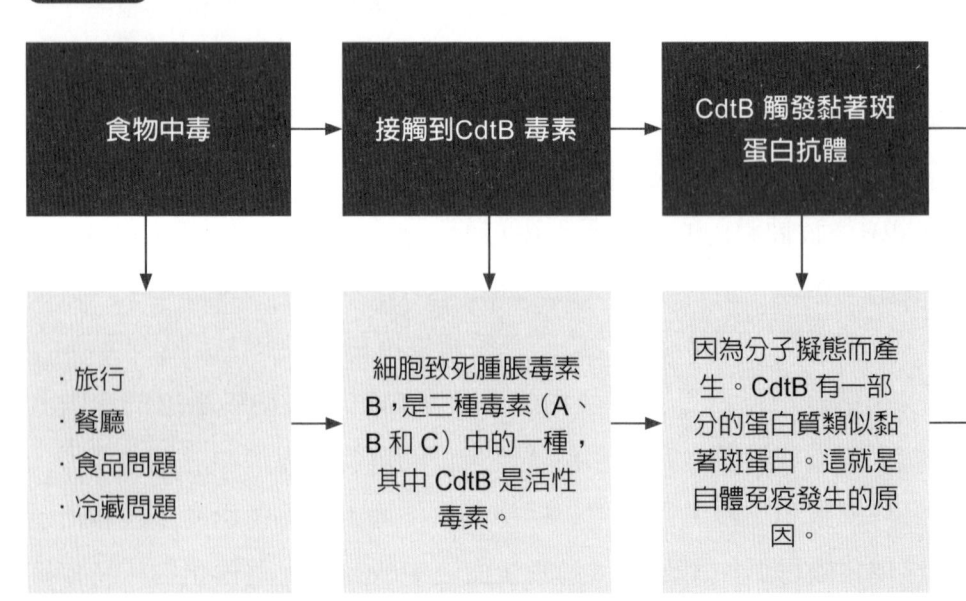

食物中毒 → 接觸到CdtB 毒素 → CdtB 觸發黏著斑蛋白抗體

- 旅行
- 餐廳
- 食品問題
- 冷藏問題

細胞致死腫脹毒素B，是三種毒素（A、B和C）中的一種，其中 CdtB 是活性毒素。

因為分子擬態而產生。CdtB 有一部分的蛋白質類似黏著斑蛋白。這就是自體免疫發生的原因。

替發作的混合型腸躁症（IBS-M）。這種反應同時也會產生黏著斑蛋白抗體，通過測量抗黏著斑蛋白抗體，可以使測試結果更加精確（圖表4.1）。

根據一項對近3000名患者進行的驗證研究，我們證實，有90%以上的診斷我們可以確定為腸躁症，而非其他的腹瀉性疾病。如果測試結果呈陽性，你就知道自己患有腸躁症，這是一種可能由食物中毒引起的疾病。

我們花了好幾年的時間開發出第一版可以測量血液中抗體的檢測。隨著時間的推移，我們改進這個版本的檢測，若兩個標記物均呈陽性，該檢測則有高達98%的準確性可診斷為腸躁症（IBS）（見圖表4.2）。

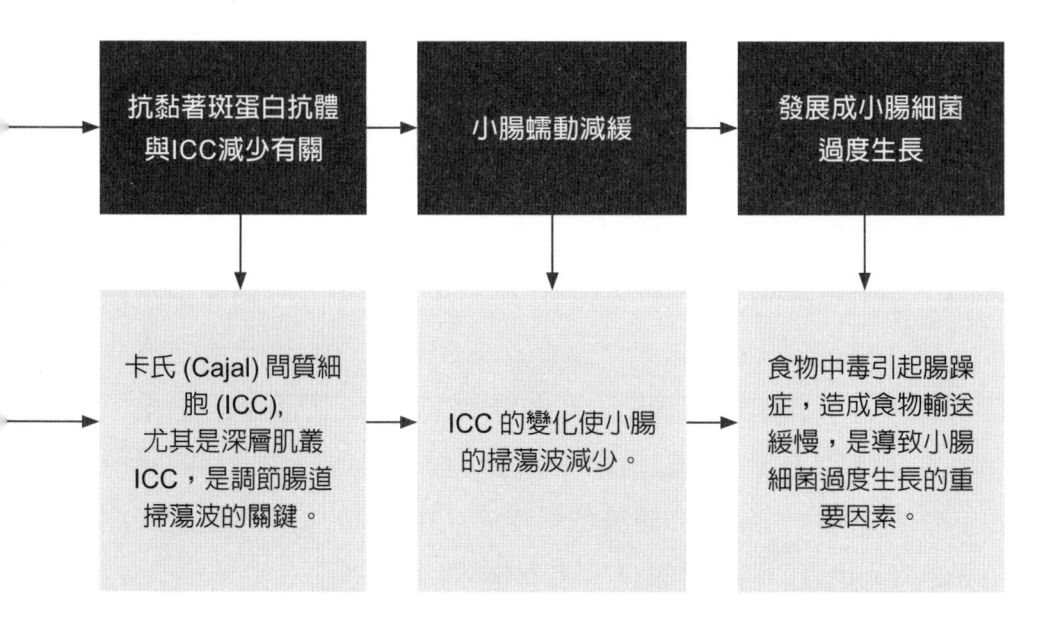

抗黏著斑蛋白抗體與ICC減少有關	→	小腸蠕動減緩	→	發展成小腸細菌過度生長
卡氏(Cajal)間質細胞(ICC)，尤其是深層肌叢ICC，是調節腸道掃蕩波的關鍵。	→	ICC的變化使小腸的掃蕩波減少。	→	食物中毒引起腸躁症，造成食物輸送緩慢，是導致小腸細菌過度生長的重要因素。

第四章　食物中毒：腸躁症的新致因

圖表4.2 自體免疫發展過程中抗體隨時間變化的情況

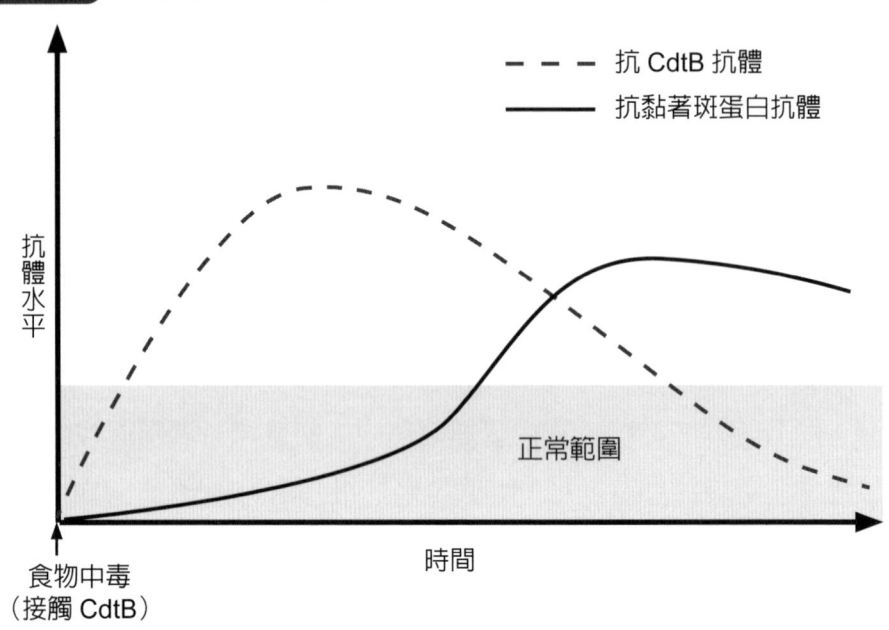

- - - 抗 CdtB 抗體
—— 抗黏著斑蛋白抗體

縱軸：抗體水平
橫軸：時間
起點：食物中毒（接觸 CdtB）
陰影區域：正常範圍

其他研究人員試圖識別腸躁症的生物標記，但都未能成功，因為沒有其他生物標記確實測出呈陽性。然而，透過這項簡單的血液測試，如果你有腹瀉，我們可以確認你患有腸躁症，並且這是一種疾病。你可以確定自己的腹瀉不是由克隆氏症、潰瘍性結腸炎或腹瀉型乳糜瀉引起的。我們可以快速確定腸躁症是否為患者腹瀉的原因。

不過，該測試有其侷限性。它無法用於診斷患有便秘型腸躁症（IBS-C）的患者。此外，測試結果呈陰性並不意味著你沒有腸躁症，因為腸躁症可能是由其他機制引起的。該測試專門是用來診斷由食物中毒引起的腸躁症亞型，而非其他因素引起的腸躁症；然而，有高達60%的腹瀉型腸躁症（IBS-D）和混合型腸躁症（IBS-M）患者的測試結果呈陽性（**見圖表4.3**）。

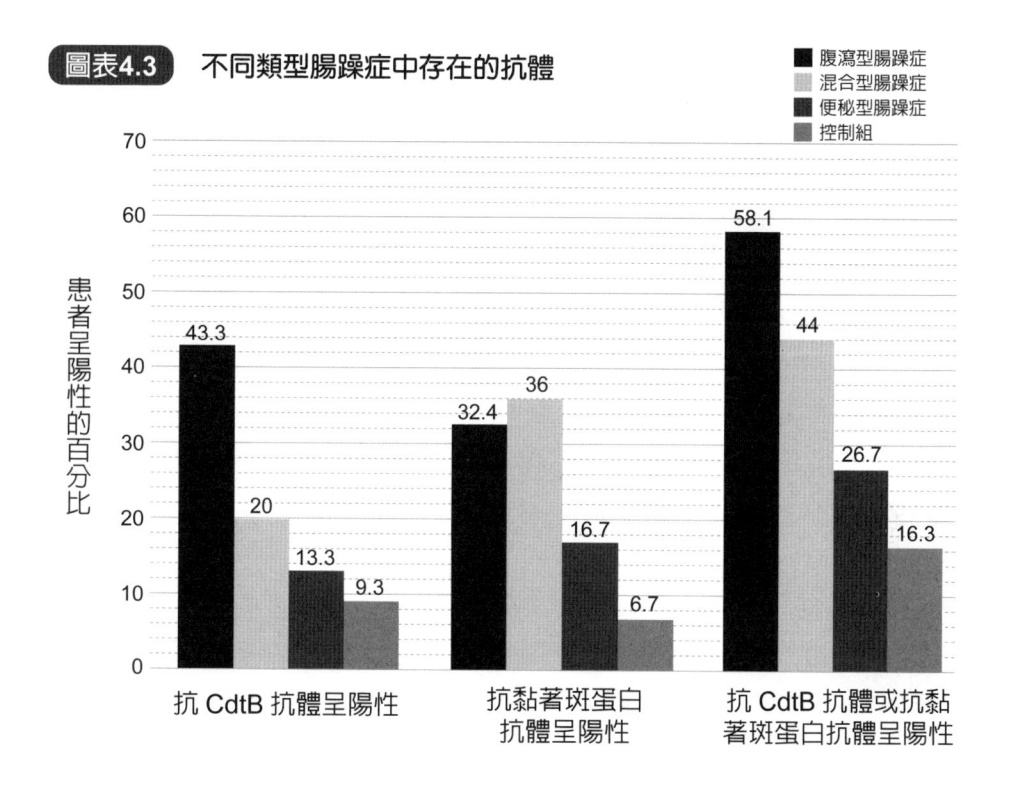

圖表4.3 不同類型腸躁症中存在的抗體

■ 腹瀉型腸躁症
□ 混合型腸躁症
■ 便秘型腸躁症
■ 控制組

患者呈陽性的百分比

抗 CdtB 抗體呈陽性：43.3、20、13.3、9.3
抗黏著斑蛋白抗體呈陽性：32.4、36、16.7、6.7
抗 CdtB 抗體或抗黏著斑蛋白抗體呈陽性：58.1、44、26.7、16.3

腸躁症血液檢測的優勢

　　腸躁症血液測試無需進行多次侵入性檢查，並且可以節省時間和金錢。醫師通常會要求多項檢查，因為他們對於腸躁症的診斷沒有太大的把握。透過一次檢測就能確定你是否患有腸躁症，可以讓你和你的醫師對診斷更有信心。根據過去的研究，從症狀出現到診斷出腸躁症，可能需要長達六年的看診和檢查。相較之下，這項血液測試只需幾天即可得出診斷的結果。

　　這項測試的一個顯著優勢是你可以立即接受治療。如果你向醫師抱怨腸躁症的症狀，你可能需要進行大腸鏡檢查、電腦斷層

掃描、糞便檢查、甲狀腺功能和乳糜瀉檢查，甚至可能需要進行血液檢查以測試是否患有發炎性腸道疾病。這些檢查的費用可能在20,000到30,000美元不等，具體的費用取決於檢查的範圍和在確診腸躁症之前你需要看醫師的次數。想像一下，這麼多項檢查的自付費用，以及你和家人因看醫師而請假所產生的間接費用。這項新的血液測試可以避免這些問題。如果測試結果呈陽性，你可以有98%的把握確定自己患有腸躁症，並且立即接受治療。

因此，這項測試可以確定你是否患有腸躁症，從而停止尋醫和進行數不清的繁瑣檢查。最重要的是，它證實了這一切並非是你的心理問題；你確實患有腸躁症，一種名符其實的疾病。

總結

由於與食物中毒有關，我們現在對腸躁症的成因了解比克隆氏症或潰瘍性結腸炎更深入。腸躁症的發病率是克隆氏症或潰瘍性結腸炎的40倍。我們對腸躁症的真正機制理解遠超過這兩種疾病。然而，在過去十年中，克隆氏症和潰瘍性結腸炎從國立衛生研究院獲得2.5億美元的研究經費，而腸躁症僅獲得1千萬美元。

食物中毒曾被認為與腸躁症（IBS）無關，但現在有專屬的類別（感染後腸躁症）。此外，我們現在知道，許多腸躁症和小腸細菌過度生長症的病例是在食物中毒後發展而來。我們發現，有超過一半的腸躁症患者在血液中有一種或兩種抗體，這意味著他們曾經接觸過引起該疾病的食物中毒。有時，抗體檢測就像路標，顯示「你曾經感染過」，但該感染並非疾病的根源。而自體免疫抗體標

記顯示，該感染確實是致病原因——在這種情況下，就是腸躁症，並且大約有60%的患者還患有小腸細菌過度生長。

下一章我們將探討小腸細菌過度生長的症狀和原因，最重要的是，我們將介紹另一種簡單的診斷測試。

第五章

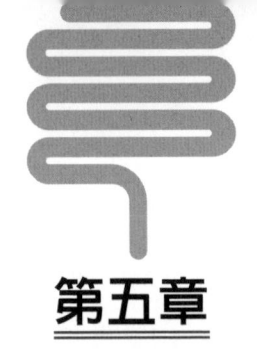

小腸細菌過度生長

30歲的女實業家珍妮佛長期受到小腸細菌過度生長的困擾，多年來卻未被診斷出來。她說：「我看過八、九位醫師，沒有一位提到過小腸細菌過度生長。我去了錫達斯西奈（Cedars-Sinai）醫院，醫師們做了呼吸測試，結果呈陽性。幾天內，他們就找出我的問題並開始治療。」她表示：「這個診斷非常簡單。當他們告訴我是小腸細菌過度生長時，我心想怎麼會這樣？如果一開始就診斷出來該有多好？」

經過多次在各大醫療中心的詳細檢查，珍妮佛自掏腰包花了兩萬美元。「其他醫師告訴我只能與之共存，或者建議我再做一次大腸鏡檢查，這讓我非常沮喪。我的醫療費賬單越積越多。」

「最後，我的小腸細菌過度生長經過抗生素利福昔明的治療，加上採取低發酵飲食，現在我的狀況非常好，不再擔心商務晚餐必要的應變措施或提前找好廁所，這讓我如釋重負！」

小腸細菌過度生長簡介

許多像珍妮佛這樣的腸躁症患者未被診斷出小腸細菌過度生

長，導致他們長期忍受疼痛、脹氣和腹脹的困擾，並且因無法獲得適當的治療而沮喪。此外，他們通常還得承擔高額的醫療費。

多達三分之二的腸躁症患者患有小腸細菌過度生長。雖然病名可能是腸躁症，但小腸細菌過度生長通常是病因。而食物中毒是導致小腸細菌過度生長最常見的途徑，但正如你將在本章中了解的，腸道阻塞或任何使腸道蠕動變慢的狀況也可能引發小腸細菌過度生長。**如果你患有腸躁症，極有可能是食物中毒引起的小腸輸送變慢，進而導致小腸細菌過度生長。**

小腸細菌過度生長與消化性潰瘍疾病相似。消化性潰瘍是指胃內壁和小腸上部形成開放性潰瘍，最常見的症狀是胃痛。研究人員經過多年才發現，導致胃潰瘍的主要原因是幽門螺旋桿菌（Helicobacter pylori）感染，而非壓力和／或辛辣食物。即便在這項發現之後，許多醫師仍不相信巴里・馬歇爾（Barry Marshall）博士關於幽門螺旋桿菌導致胃潰瘍的研究結果。馬歇爾博士最終因發現消化性潰瘍與幽門螺旋桿菌之間的關聯而獲得諾貝爾醫學獎。如果對100名胃潰瘍患者進行幽門螺旋桿菌檢測，其中有70%的患者檢測結果會呈陽性。儘管如此，這種疾病仍未改名為幽門螺旋桿菌疾病，它仍被稱為消化性潰瘍。

經過多年的實驗，研究發現60%的腸躁症是由小腸細菌過度生長引起的，儘管如此，我們也沒有因此更改腸躁症的名稱。小腸細菌過度生長本身並不是一種原發性疾病，通常是其他病症的後遺症。以腸躁症為例，症狀始於食物中毒，因而產生抗體導致神經病變，進而引發腸躁症的症狀。腸躁症是疾病，小腸細菌過度生長是腸道中細菌群增多，從而引發腸躁症的症狀。

何謂小腸細菌過度生長？

當小腸中每毫升細菌數量超過1000個（$>10^3$ / mL）時，就會出現小腸細菌過度生長的情況。在小腸細菌過度生長中，這種過量的細菌並非感染，而是特定的細菌在不該存在的區域過度定殖。這些細菌並沒有入侵或攻擊你，而是體內本身常駐的菌群。小腸細菌過度生長其實是一種細菌從大腸遷移到小腸的現象。

隨著腸道向下延伸，細菌的數量會有所不同。正如我們在第二章提及，口腔中含有數百萬的細菌，但胃中每毫升的細菌數量少於100個（我們推測胃的強酸度殺死許多細菌）。在小腸中，常駐細菌的數量增加，但通常每毫升少於1000個。

小腸中細菌的分布很獨特，其數量從一端到另一端有所不同。我們在最近的《REIMAGINE》研究中顯示，小腸各個段落的細菌類型變化雖然微妙，但非常重要。在《REIMAGINE》研究中，我們使用特殊的導管取樣小腸的不同段落，同時進行專門的內視鏡檢查（雙氣囊小腸鏡），這種內視鏡能夠深入小腸直達迴腸（小腸的最後一段，長達近20英呎）。實際上，微生物群系最顯著的變化端在結腸，結腸中的細菌數量呈指數級增加（每毫升含有數十億個細菌）。

相較於充滿細菌的口腔和結腸，小腸反倒像是一個無菌的孤島。小腸中的細菌數量在某種程度上受到胃酸的控制，但主要是透過小腸的蠕動、來自肝臟的膽汁和胰臟的消化液調節。這種體內的平衡很重要。記住，小腸的作用是幫助消化食物，而不是讓細菌「消耗」食物，這就是當細菌過多時的後果。

細菌的源頭

　　小腸細菌過度生長中的細菌來自哪裡？儘管我們一直認為這些細菌來自充滿細菌的結腸，但新的數據可能會扭轉這個想法。最初的假設是，小腸細菌過度生長的細菌是從結腸逆流到腸胃道中尋找食物或營養。連接小腸與結腸的迴盲瓣（ileocecal valve）只有連接的作用，並不具有括約肌的功能，這意味著該迴盲瓣不會完全關閉，因此細菌可以通過。然而，當掃蕩波啟動時，小腸會將這些細菌彈回結腸，這種情況通常在斷食階段每90到120分鐘發生一次。（見第2章，圖表2.1。）但當掃蕩波不健康且頻率不高時，結腸中的過量細菌就會累積，最終導致小腸細菌過度生長及其相關的症狀。

　　《REIMAGINE》研究明確指出小腸中的正常細菌與結腸和糞便中的細菌完全不同。在小腸細菌過度生長的情況下，細菌數量過多，特別是變形菌（proteobacteria，一種革蘭氏陰性菌）的比例較高。你可以想像小腸是一片草坪，如果不修剪草坪（沒有掃蕩波），那麼叢生的雜草（變形菌）就會覆蓋草坪（厚壁菌，一種革蘭氏陽性菌）。在最近發表的一篇研究中，我們指出小腸細菌過度生長中的兩種主要「雜草」是大腸桿菌（E. coli）和克雷伯氏菌（Klebsiella）。這些細菌被稱為「擾亂者」。當它們的數量增加時，會迫害其他細菌致死，並在小腸內占地為王。除此之外，這些細菌還會產生氫氣，我們會在小腸細菌過度生長的呼氣測試主題中討論。

　　此外，小腸內的情況可能更加複雜。當小腸細菌過度生長開始時，小腸中的細菌之間會「開戰」，勝出的細菌或微生物將決定你會出現何種類型的症狀。

在小腸細菌過度生長中，根據微生物代謝食物後產生的氣體類型，可分為幾個亞群。一組細菌會產生氫氣，通常會導致腹脹；另一組細菌會產生硫化氫，通常會導致腹瀉、疼痛和急迫的便意；第三組微生物不是細菌，而是古菌（archaea），這種單細胞生物會產生甲烷。甲烷會影響腸胃道的正常蠕動，導致痙攣性收縮，減緩腸道內容物的推進速度。因此，這組患者常出現便秘的情況。未來我們可能會發現更多的微生物亞型，但目前這些是小腸細菌過度生長患者中最常見的類型。

小腸細菌過度生長的症狀

小腸細菌過度生長的症狀如何產生？當食物在進入小腸被吸收前，會被分解成小塊然後被消化。如果小腸中的細菌數量超過正常值，細菌就會在食物尚未被消化之前先消耗它們。當細菌消化並發酵這些食物時，會產生各種氣體：氫氣、甲烷、硫化氫和二氧化碳。

過量的氣體導致小腸像氣球一樣膨脹。小腸主要是處理液體或固體，無法處理過多的氣體。當小腸充滿氣體時，它會試圖將氣體向前推動，但與液體或固體不同，氣體不易移動，結果會被困在小腸中。這時你會脹氣，甚至腹部鼓起。由於小腸無法推動氣體，因此你無法將這些氣體排出，不像胃中的氣體可以透過打嗝排出，結腸中的過量氣體則以放屁的形式排出。

不過，小腸中的氣體有幾種機制可以漸漸消失。這些氣體會慢慢透過腸壁被吸收進入血液循環。當血液經過肺部時，氣體被釋放並隨著呼吸排出。因此，如果你有小腸細菌過度生長，通常早上

醒來時腹部是平坦的，因為整夜你並未產生任何氣體，而腸道中的氣體已被吸收到血液裡。此外，在夜間斷食時活躍的掃蕩波將食物殘渣推向結腸，從而減少留在小腸中供給微生物發酵的食物量。然而，當早上再次進食時，症狀會復發，並且日復一日變得逐漸嚴重。通常，像脹氣和腹脹等症狀在夜間最為嚴重。

人體內的微生物已經存在超過十億年，它們已經進化出能產生多種化學物質和生物物質，包括乳酸、丙酮酸、性激素、組織胺、神經傳導物質，以及可以直接影響我們的介質。例如，它們可以產生一種形式的乳酸（D-乳酸），即使非常低的量也會導致腦霧。我們正在識別這些神經傳導物質和介質，以便深入理解小腸細菌過度生長患者的一系列症狀，更重要的是，如何改善患者的這些症狀。

小腸細菌過度生長的原因

停滯

細菌不會無緣無故地積聚。你可以將結腸視為一個水流緩慢的沼澤，將小腸視為一條湍急的河流。如果你看過《現代魯賓遜》（Survivorman）真人實境秀，你就知道，湍急的溪流通常會產生乾淨、可飲用的水，而惡臭的沼澤往往只有污水。想像小腸就像是一條湍急的溪流，與沼澤般停滯的結腸完全不同。

任何減緩小腸流速的因素都可能導致細菌過度生長。這些因素包括阻塞，例如腸阻塞，或任何物理性障礙，如腫瘤、息肉、扭結，或先前手術造成的黏連。腸道蠕動問題也會減慢腸道的推進速度，或無法迅速推動內容物，這也會導致細菌過度生長。有時，蠕

動功能會受到某些疾病而受損，例如硬皮症（一種罕見的自體免疫性疾病），或是神經和肌肉功能異常，進而導致腸道停滯。

最常見的腸道停滯原因是掃蕩波不足或受損，這些波動在斷食每90到120分鐘出現一次。在斷食狀態下，這些掃蕩波會清除餐後腸道中的殘留物。你昨晚吃的沙拉必須清除乾淨，這樣你的腸胃道才能為早晨的早餐做好準備。

想像一下，你在睡前啟動洗碗機，但其中一個清洗環節無法正常運作。當你早上打開洗碗機時，發現杯子和盤子上仍有食物殘留，這些殘留物滋生了細菌。不過，你還是拿出這些餐具來吃早餐。實際上，這就像未消化的食物在夜間滯留在你的腸道中，成為細菌的溫床。

雖然小腸細菌過度生長的流行病學理論尚未明確，但掃蕩波不足似乎很常見。正如我們在第四章提及，新的數據顯示，掃蕩波受損可能與之前的食物中毒有關，以及隨後產生的抗黏著斑蛋白和抗CdtB抗體。表格5.1總結了小腸細菌過度生長的潛在原因。

腸阻塞

腸道內結構異常阻塞、手術併發症，以及某些影響腸道蠕動的疾病都可能導致小腸細菌過度生長。結構異常的典型阻塞例子是小腸憩室，這是小腸的一個囊袋。小腸的某部分腸壁較弱，導致囊袋向外鼓起，超出小腸的肌肉範圍。帶有囊袋的這段小腸無法與其他小腸部分同步蠕動，而是處於停滯狀態，成為細菌生長的溫床。不幸的是，這類小腸細菌過度生長通常難以治療，因為憩室會持續作為細菌不斷滋生的儲存庫。

表格5.1 小腸細菌過度生長的常見原因

小腸發炎	克隆氏症、乳糜瀉、放射性腸炎（癌症放射治療引起的發炎）
腹部手術	胃繞道手術、任何帶有小腸盲環的手術
先天結構異常	小腸憩室
藥物	麻醉劑、長期使用抗膽鹼藥物
自體免疫性疾病	抗黏著斑蛋白／抗CdtB抗體（感染後腸躁症）、硬皮症、乾燥症、紅斑性狼瘡、惡性貧血（胃酸不足）、混合性結締組織疾病
缺乏消化酶	慢性胰腺炎、囊性纖維化
胃酸不足	胃酸缺乏、抗酸劑（原因尚不明確；請參考正文）
內分泌紊亂	糖尿病
其他原因	慢性假性腸阻塞、腹腔沾黏（通常因先前手術或子宮內膜異位症所致）、肥大細胞活化症候群、鬆皮症（Ehlers-Danlos syndrome，又名為埃勒斯-當洛斯症候群）

減重手術

　　胃繞道減重手術也可能導致小腸細菌過度生長。美國有三分之一的成年人屬於肥胖型，因此減重手術比以往更受歡迎。最常見的減重手術之一是Y型胃繞道手術（Roux-en-Y）。這種不可逆的手術透過減少每次進食的食物量和降低營養吸收以達到減重效果。通常，外科醫師會切開胃的上端，將其改造成核桃大小的囊袋，從而減少胃的容量。接著，外科醫師再切開一段小腸，將其直接縫合到囊袋上。手術後，食物就會繞過大部分的胃和小腸的第一段，直接進入小腸的中段。

這段被繞過的小腸是食物或液體的「盲區」，由於這三英呎的小腸沒有任何物質流過，它們可能會停滯。此區沒有活躍的掃蕩波流經，但細菌仍然可以在其中滋生，甚至過度生長，最終導致小腸細菌過度生長。

黏連

手術或放射治療的併發症，以及腫瘤都可能導致腹腔內產生黏連或形成疤痕，從而引發小腸細菌過度增生。在正常情況下，腸道懸吊在體腔中可以自由流暢，但黏連區讓腸道無法流動自如。正如之前提及，當腸道無法正常流動時，細菌就會累積，導致小腸細菌過度生長。過去的膿腫（充滿膿液的疼痛腫塊）、穿孔的闌尾或膽囊也可能導致黏連，進而引發小腸細菌過度生長。

子宮內膜異位

這種常常伴隨疼痛的疾病發生在子宮內膜（正常情況下位於子宮內部的組織）生長到子宮外，並可能侵入腸道和腹部的部分區域。異位的子宮內膜組織黏附在周圍的組織上，身體則對這些沾黏產生反應，在其周圍形成疤痕。即使沒有進行過腹部手術，也可能出現這些沾黏。我們看到患有子宮內膜異位症的女性通常有腹部沾黏，這會影響腸道蠕動，進而導致細菌過度生長。

發炎性疾病

發炎性疾病，如克隆氏症和嚴重乳糜瀉，會造成小腸壁明顯發炎，並抑制腸道的清除功能。這些疾病還可能導致腸道縮窄（異常

狹窄），進而改變腸道的結構，最終導致小腸細菌過度生長。這在克隆氏症患者中特別常見，儘管發炎症狀已經緩解，但仍然經常出現許多腸胃症狀。這讓患者和醫師非常困惑，並可能增加抗發炎和免疫抑制藥物劑量的使用，甚至進行不必要的手術。我們的研究顯示，大約有一半的緩解型發炎性腸道疾病患者伴有持續的腸胃道症狀，他們都患有小腸細菌過度生長。

糖尿病

糖尿病是影響腸道蠕動最常見的疾病之一。這種代謝性疾病會導致血糖（血液中的葡萄糖）水平過高。糖尿病的長期後遺症之一，也是最常見的併發症，就是周邊神經病變，或是因長期高血糖引起的神經損傷。這會導致腳、腿或手部麻木、感覺喪失，有時還會伴隨疼痛。這種神經損傷也可能影響腸道內的神經，導致異常的腸道蠕動，進而引發小腸細菌過度生長。

自體免疫性疾病

各種自體免疫性疾病也可能導致腸道蠕動不良，其中最廣為人知的疾病是硬皮症。這種罕見疾病會導致結締組織變厚，症狀包括皮膚緊繃、關節疼痛、對寒冷過度反應（雷諾氏現象——即暴露於稍微寒冷的環境中，手指尖會變白或變藍紫）以及胃灼熱。隨著結締組織變得越來越僵硬，皮膚變得越來越緊，影響多個器官的血流，包括皮膚、肺和整個腸道。我們在近期的一篇論文中指出，抗黏著斑蛋白抗體在硬皮症中也很常見。或許腸躁症和硬皮症具有相同的發展機制，但硬皮症是一種更極端的形式。無論如何，一旦腸

道受到影響，腸道蠕動明顯減慢就會導致小腸細菌過度生長。另一種自體免疫性疾病紅斑性狼瘡，以及其他結締組織疾病，也會減慢腸道蠕動並助長細菌過度生長，但相對情況較為少見。

假性腸阻塞

慢性假性腸阻塞是一種罕見的疾病，其症狀類似腸道阻塞。症狀可能包括腹部脹氣或膨脹、腹痛、噁心、嘔吐、便秘和腹瀉，這些症狀與小腸細菌過度生長相同。腸道蠕動可能變得非常緩慢，看似小腸阻塞，但如果醫師檢查腸胃道，則不會發現明顯的阻塞。這些症狀是由於神經或肌肉問題影響了食物、液體和氣體通過小腸的移動。同樣地，小腸細菌過度生長在這種情況下也很常見。

藥物

- **麻醉藥**：麻醉藥會減慢腸道蠕動，導致小腸細菌過度生長。「鴉片危機」（鴉片類藥物氾濫）已經導致許多小腸細菌過度生長的病例，因為麻醉藥會助長細菌過度生長。麻醉藥的主要作用是緩解疼痛，但它們會顯著減緩腸道蠕動，導致典型的便秘症狀，以及胃灼熱、胃酸逆流、腹部不適和鴉片類藥物引起的腸道功能障礙，這是長期使用麻醉藥物的潛在有害人體的副作用。幸運的是，我們有一些藥物，如methylnaltrexone，可以專門抵消麻醉藥對腸道的不良影響，而不會降低其鎮痛效果。
- **抗膽鹼藥物**：在泌尿科和腸胃科中使用的抗膽鹼藥物，主要是用來減少頻尿或腹部痙攣等症狀，其作用機制是透過減緩腸道蠕動來緩解痙攣，但這同時也會影響腸道的蠕動功能。

- **抗酸劑**：用於中和胃酸以減輕胃灼熱的抗酸劑可能會減少胃酸的含量，降低其殺菌效果，進而可能產生更多的細菌過度生長。然而，抑酸劑與小腸細菌過度生長之間的關聯尚不明確。我們在一項大型研究報告指出，較強效的抑酸劑——名為氫離子幫浦抑制劑（PPI）——與細菌過度生長或小腸微生物群系的任何劇烈變化無關。儘管氫離子幫浦抑制劑會顯著影響胃的酸度，但它們不影響小腸的酸度。如果你的小腸很健康，它可以平衡氫離子幫浦抑制劑的影響，而不會導致細菌過度生長。

我們將在第九章討論一些與小腸細菌過度生長相關的其他罕見疾病。儘管這些是罕見疾病，但患者承受著極大的痛苦。我們希望這本書能在這些疾病的認知上帶來顯著的改變。

小腸細菌過度生長的診斷

腸躁症的臨床症狀十分常見，不禁讓人懷疑你可能患有小腸細菌過度生長。食物中毒是最可疑的徵兆。好消息是，我們可以透過呼氣測試或細菌培養輕易診斷出小腸細菌過度生長。

診斷小腸細菌過度生長最主要且最簡便的方法，是透過呼氣測試。**腸道細菌可以像啤酒中的氣泡般產生二氧化碳作為發酵的產物**。我們人類也會產生二氧化碳，因此只有檢測這種氣體無法確定二氧化碳是由細菌還是由我們自己產生的。但細菌和其他微生物還會產生氫氣和甲烷，這是它們特有的。當我們在呼氣中檢測到這些氣體時，我們知道這完全是來自腸道中的微生物，並已經轉移到呼吸中。請參見圖表5.1。

圖表5.1a 正常乳果糖呼吸測試

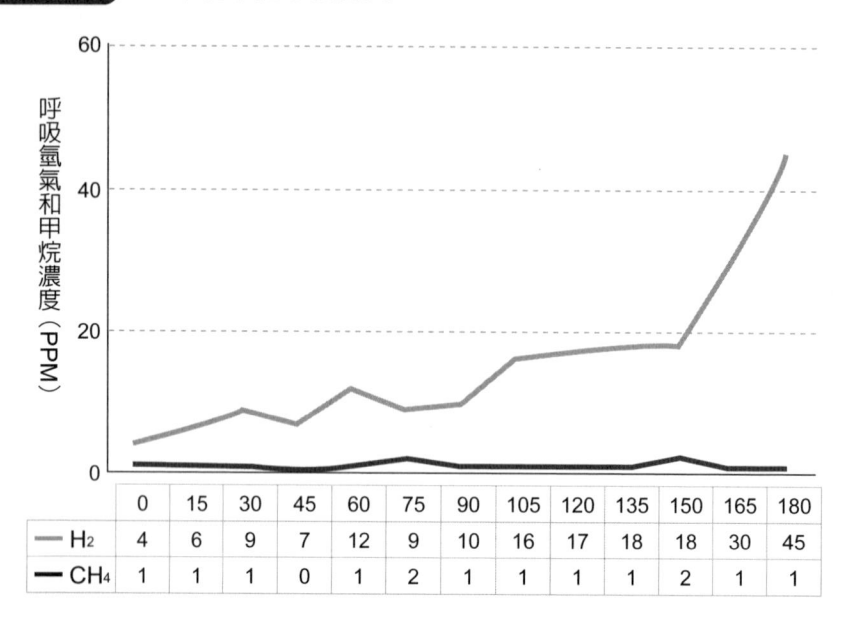

	0	15	30	45	60	75	90	105	120	135	150	165	180
— H₂	4	6	9	7	12	9	10	16	17	18	18	30	45
— CH₄	1	1	1	0	1	2	1	1	1	1	2	1	1

縱軸：呼吸氫氣和甲烷濃度（PPM）

圖表5.1b 小腸細菌過度生長

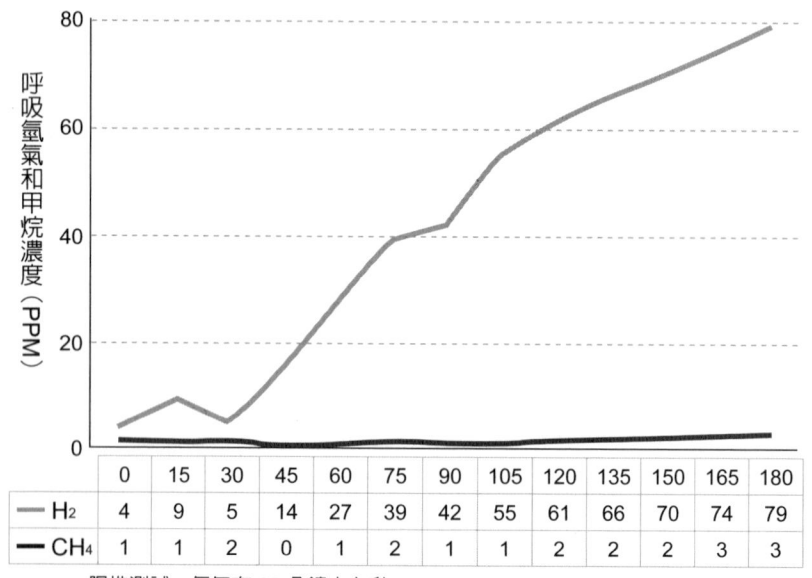

	0	15	30	45	60	75	90	105	120	135	150	165	180
— H₂	4	9	5	14	27	39	42	55	61	66	70	74	79
— CH₄	1	1	2	0	1	2	1	1	2	2	2	3	3

陽性測試：氫氣在 90 分鐘內上升 20 ppm

88　腸道菌群改善指南

圖表5.1c 腸道產甲烷菌過度生長（IMO）

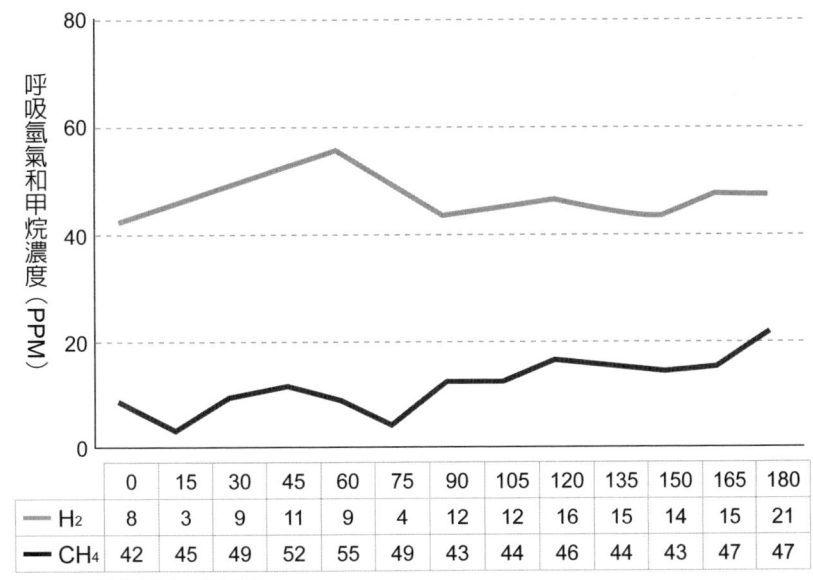

	0	15	30	45	60	75	90	105	120	135	150	165	180
H₂	8	3	9	11	9	4	12	12	16	15	14	15	21
CH₄	42	45	49	52	55	49	43	44	46	44	43	47	47

陽性測試：甲烷值 ≥10 ppm

圖表5.1d 以氫為主的小腸細菌過度生長和腸道產甲烷菌過度生長

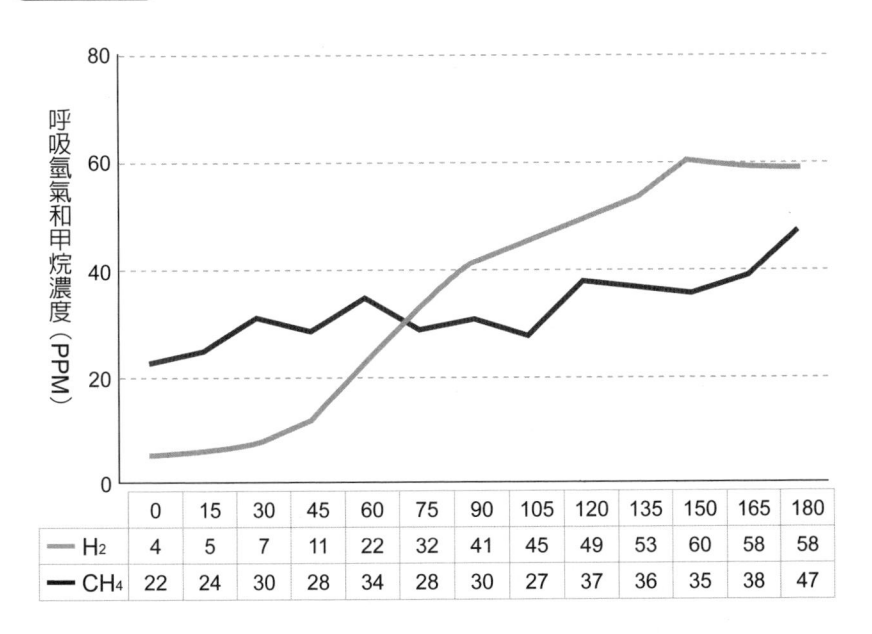

	0	15	30	45	60	75	90	105	120	135	150	165	180
H₂	4	5	7	11	22	32	41	45	49	53	60	58	58
CH₄	22	24	30	28	34	28	30	27	37	36	35	38	47

第五章 小腸細菌過度生長

圖表5.1e 氫氣基準線升高

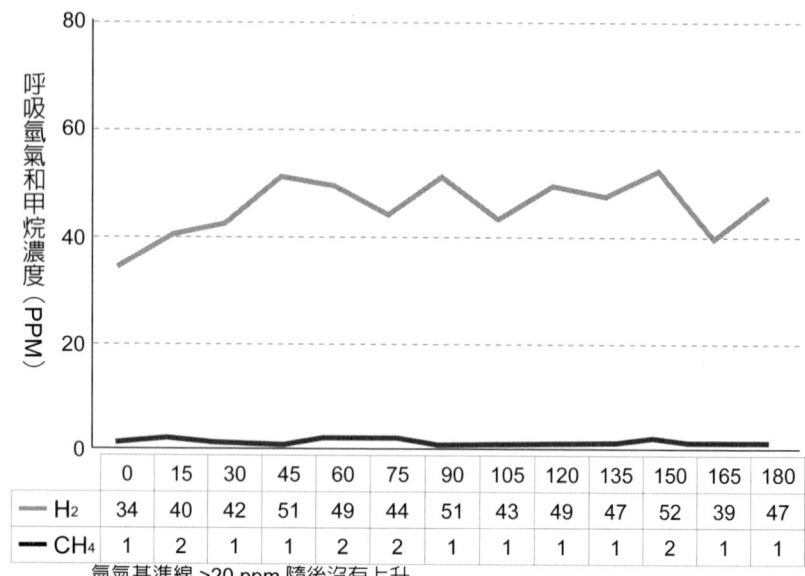

	0	15	30	45	60	75	90	105	120	135	150	165	180
— H_2	34	40	42	51	49	44	51	43	49	47	52	39	47
— CH_4	1	2	1	1	2	2	1	1	1	1	2	1	1

氫氣基準線 >20 ppm 隨後沒有上升

圖表5.1f 基準線模式

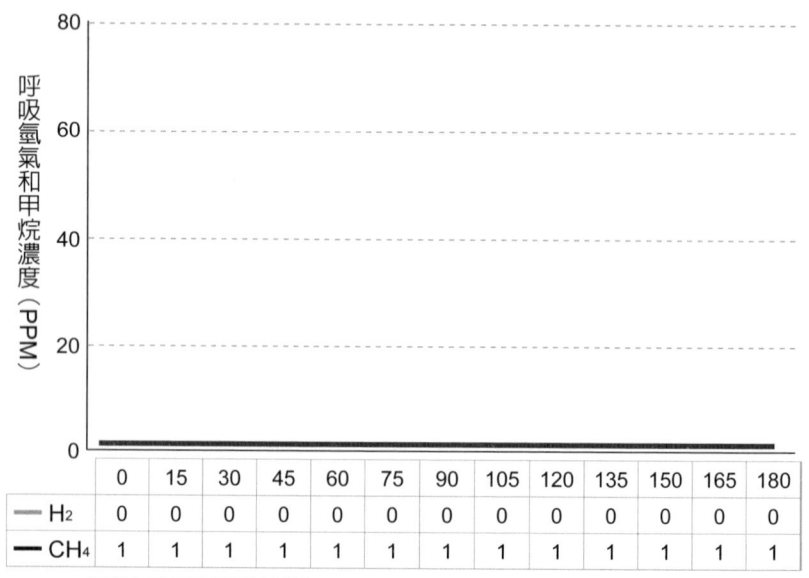

	0	15	30	45	60	75	90	105	120	135	150	165	180
— H_2	0	0	0	0	0	0	0	0	0	0	0	0	0
— CH_4	1	1	1	1	1	1	1	1	1	1	1	1	1

沒有大量氫氣和甲烷產量

圖表5.1g 正常硫化氫呼出量

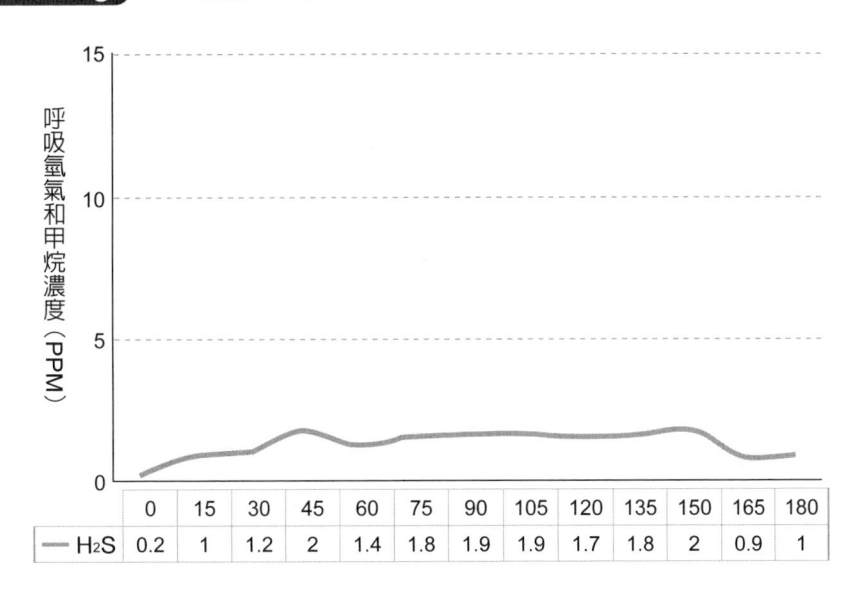

— H₂S	0	15	30	45	60	75	90	105	120	135	150	165	180
	0.2	1	1.2	2	1.4	1.8	1.9	1.9	1.7	1.8	2	0.9	1

縱軸：呼吸氫氣和甲烷濃度（PPM）

圖表5.1h 硫化氫細菌過度生

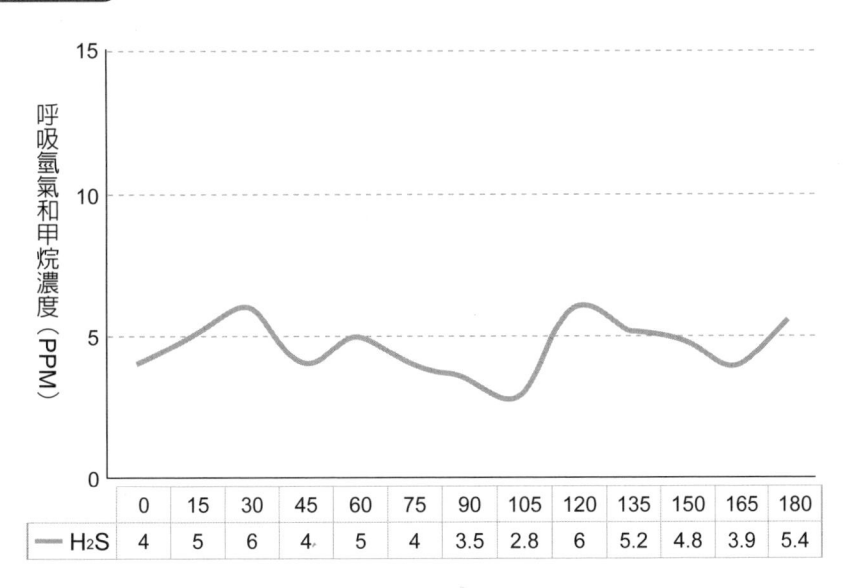

— H₂S	0	15	30	45	60	75	90	105	120	135	150	165	180
	4	5	6	4	5	4	3.5	2.8	6	5.2	4.8	3.9	5.4

縱軸：呼吸氫氣和甲烷濃度（PPM）

第五章　小腸細菌過度生長

呼氣測試的準備

為了準備呼氣測試，在測試前一天，你只能食用以下的食物和飲料：

- 雞蛋加調味料（橄欖油或植物油，不含奶油）
- 雞肉、魚、牛肉或豬肉加調味料
- 白米
- 任何種類的馬鈴薯
- 白開水
- 不含乳製品的咖啡

在測試前一天遵循這種清淡的飲食，可以確保胃腸道中的殘留食物在呼氣測試期間不會產生氣體。

在測試前8到12小時內，不要吃任何東西。你可以喝水和刷牙，但不要喝任何其他的液體。不要吸菸、嚼口香糖或使用口氣清新劑。你可以在測試前至少兩小時用少量水服用抗酸藥物和其他藥物。

如果你需要特別飲食或需要服用藥物以控制糖尿病、便秘、腹瀉或排便等健康問題，請務必與你的醫師確認。

如果你曾經接受大腸鏡檢查或抗生素治療，建議你等待30天後再進行呼氣測試。

呼氣測試細節

- **氫氣**：在呼氣測試期間，你要提供一個基準線呼氣樣本，然後攝取一種糖類物質，例如乳果糖或葡萄糖。隨後每15分鐘採集

一次呼氣樣本，以確定這些糖是被你或腸道中的微生物充分消化。我們使用的糖是乳果糖，這與牛奶和其他乳製品中的乳糖不同。乳果糖是一種不會被吸收的糖；換言之，它不會被吸收進入血液。因為你無法消化乳果糖，所以所有的乳果糖都可供細菌消化。當乳果糖到達含有大量細菌的結腸時，我們可能會看到呼氣中的氫氣大幅上升。這表示在90分鐘後氫氣上升是由於結腸中的發酵所致。如果小腸的蠕動非常快速，結腸中的發酵有可能在90分鐘內開始，但這種情況並不常見。

有些醫師會使用葡萄糖進行呼氣測試；然而，葡萄糖很容易被人體消化。大多數含糖食物含有蔗糖，通常稱為砂糖，這是葡萄糖和果糖的組合。人體天生的設計是在小腸初段幾英呎內吸收葡萄糖，但由於吸收速度非常快，以至於小腸在4英呎以下的任何細菌都無法獲得葡萄糖。如果你的小腸在4英呎以下的區段有細菌過度生長（小腸長度為20英呎），那麼透過使用葡萄糖的呼氣測試將無法評估小腸四分之三後段的部分。因此，我們認為乳果糖是進行呼氣測試更好的受質。乳糖或蔗糖可以用於進行乳糖或蔗糖不耐受的呼氣測試，但不能用來測試小腸細菌過度生長。同樣地，果糖測試也可以用於呼氣測試，以確定你是否對果糖不耐受，但不能用來測試小腸細菌過度生長。

在2到3個小時的時間內，我們會仔細監測你的呼氣中氫氣和甲烷的濃度。我們之所以等待這麼久是因為糖需要90到105分鐘才能到達結腸。如果你的氫氣濃度在90分鐘前或剛好90分鐘，上升了20 ppm或更多，那麼我們認定這些氣體是來自小腸內過量的細菌所產生的。如果你的呼氣測試顯示氫氣呈陽性，

那麼我們就能確定小腸細菌過度生長的診斷。我們已經證明，90分鐘的分界點與小腸微生物群系和小腸細菌的氣體產生途徑有直接的關聯。

- **甲烷**：我們在測量氫氣濃度的同時，也會測量呼氣中的甲烷濃度，每15分鐘測試一次以分析你的呼氣樣本。如果在2個小時內的任何時間，你的甲烷濃度超過10 ppm，則視為甲烷呈陽性，並診斷為現在所謂的腸道產甲烷菌過度生長（IMO）。

  甲烷的產生比氫氣更複雜。當糖進入小腸時，產氫細菌利用糖製造氫氣。這通常是由細菌破壞者，如先前提到的大腸桿菌和克雷伯氏菌所引發。氫氣隨後被產甲烷微生物吸收，這些微生物利用氫氣製造甲烷。我們已經確定產甲烷的禍首是史密斯甲烷短桿菌（Methanobrevibacter smithii，簡稱M. smithii），它不是細菌，而是一種古菌。這是一個三步驟的過程：第一種微生物消耗糖，產生的氫氣傳遞給另一種微生物，然後第二種微生物製造甲烷。當你呼氣中的甲烷濃度大於或等於10 ppm，這顯示你的腸道中甲烷微生物多到足以造成腹脹和便秘等與細菌過度生長相符的症狀。

- **硫化氫**：目前已有測試可檢測腸道中的第三種氣體，我們認為這是呼氣測試中的一個重大突破。硫化氫的特徵是其腐臭的氣味，這與無味的氫氣和甲烷不同。一些細菌會產生過量的硫化氫，而人類僅只會產生微量的這種氣體。硫化氫的產生與腹瀉、腹痛和強烈的便意有關，這是由於硫酸還原菌的過度增

生。其過程與甲烷測試過程類似，首先由一種微生物產生氫氣，然後這些氫氣被硫酸還原菌利用，最終產生硫化氫。

我們進行了一項大規模臨床試驗，確定腹瀉患者腸道中存在硫化氫。我們可以使用實驗設備來測量硫化氫，在不久的將來，市面上很可能會推出測試硫化氫的設備。

- **二氧化碳**：我們也會在呼氣測試中測量二氧化碳的含量。這有助於標準化呼氣樣本的質量，使甲烷和氫氣的濃度比較更可靠。二氧化碳的測量並不是用來診斷特定的腸道細菌。

小腸細菌過度生長的症狀取決於哪些細菌最先獲得氫氣。你可以把還原硫化氫菌想像成狐狸，產甲烷微生物則是狼。它們都在尋找獵物——在這個例子中就是氫分子。因此，這裡有兩種掠食者和一種獵物。如果狼（產甲烷的微生物）獲勝，你就會便秘；如果狐狸（還原硫化氫菌）獲勝，你就會出現腹瀉。氫氣之戰的勝者可以決定你的症狀。

腸道樣本培養

小腸細菌過度生長也可以透過實驗室技術，培養小腸內容物中的液體樣本來診斷，但這是一個較為侵入性的程序，你需要在檢查前斷食12小時。醫師會讓你進入睡眠狀態，然後使用內視鏡經由食道進入小腸，抽取一些液體。整個過程大約需要15至20分鐘，之後樣本會送到實驗室，由技術人員進行細菌培養並計算細菌菌落的數量。如果從小腸樣本中培養的細菌數量超過每毫升1000個，這就可

以確認你患有小腸細菌過度生長。

這種培養技術可以提供細菌的數量，一直被認為是診斷小腸細菌過度生長的黃金標準。然而，它其實並非最終極的黃金標準，因為不同實驗室有不同的培養技術，此外，並非所有細菌都可以培養。內視鏡抽取的樣本僅來自小腸中幾英吋的區域，這可能無法代表小腸的全貌。如果細菌過度生長的部位在小腸更深處，例如距離五英呎深的地方，這是普通內視鏡無法到達的區域，那麼這種技術可能會漏診小腸深處細菌過度生長的情況。

污染也可能是一個問題。當內視鏡從口腔進入時，可能會將口腔中的細菌帶入喉嚨，然後經過上呼吸道，再推入小腸的起始端。此外，每個內視鏡都有一個抽吸管路，因此當它到達小腸時，內視鏡已經充滿來自口腔和喉嚨的分泌物。醫師可能以為他們抽取的是小腸的樣本，但實際上他們收集到的可能是受到污染的細菌的樣本。

值得注意的是，一些進行抽吸的醫療中心報告，在小腸的起始端發現大量的細菌。來自梅奧診所的布萊恩‧萊西（Brian Lacy）醫師有一項研究顯示，使用傳統技術對小腸進行取樣的過程中，污染率大約有20%，這對於診斷測試來說非常不理想。我們的抽吸樣本從未出現過如此高的數據，因為我們使用一種帶有無菌屏障的特殊導管，從而減少污染。事實上，我們抽取的樣本中，檢測到的過量細菌數量大約是其他醫療中心的一半，這意味著其他中心標記為細菌過量的樣本中，大約有一半實際上是受到污染。如果你要進行小腸細菌培養檢測，最好使用專為小腸設計經過驗證的技術，包括使用合適的保護性導管、正確的樣本處理法以溶解細菌周圍的黏

液，以及特定的細菌量化法。你需要透過連續稀釋法（你的醫師知道這是什麼）以了解細菌的確切數量。

在報告呼氣測試結果時，我們遵循北美共識（North American Consensus），善用呼氣測試以發揮最大的效用。我們知道，呼氣測試的結果與治療反應息息相關，因為它是基於生理學和細菌過度生長的診斷。有些醫療測試聲稱與治療有關，但我們不理解它們的運作原理。其他測試有助於診斷疾病，但與治療反應無關，因此無法針對個人情況調整治療的方案。只有少數生理醫學測試在診斷中獲得驗證，並與治療反應有關，呼氣測試則是完全符合這三個標準。

現在你已經了解小腸細菌過度生長的診斷，下一章我們將探討治療小腸細菌過度生長的三大支柱。

第六章

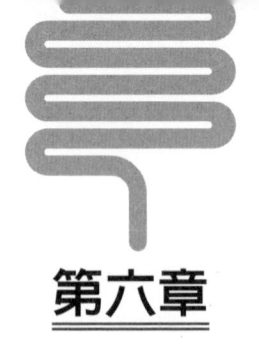

治療小腸細菌過度生長的三大支柱

　　這篇開創性的章節說明我們如何處理小腸細菌過度生長。有些醫師，甚至腸胃科醫師仍然聲稱小腸細菌過度生長是「心理作用，只要放鬆一下或去度假就會好了」。然而，臨床醫師在閱讀我們上一本相關研究的書後，現在也開始學習識別和治療小腸細菌過度生長。

　　治療小腸細菌過度生長的第一步是了解小腸細菌過度生長並不是一種原發性疾病；事實上，它是一種由其他疾病引起的次發性現象。你可能有腸道蠕動問題，導致小腸細菌過度生長；或者你有部分腸道黏連導致腸道阻塞，進而引起小腸細菌過度生長；你因背痛使用麻醉藥，導致腸道蠕動減慢，這也是小腸細菌過度生長的原因。了解小腸細菌過度生長是源自其他根本的原因，這個基本原則有助於為你解答「為什麼我的小腸細菌過度生長這麼快就復發？」以及「為什麼醫師給我服用促進腸道蠕動的藥物？」等問題。

　　根據小腸細菌過度生長不是一種疾病的基礎，我們將其治療分為三大支柱：

支柱1. 確定小腸細菌過度生長的原因
支柱2. 治療小腸細菌過度生長
支柱3. 使用方法（飲食、藥物和其他）以控制或預防小腸細菌過度生長復發

識別可調整的SIBO原因

　　識別可調整的小腸細菌過度生長的原因是第一個重要步驟，通常不需要昂貴的侵入性檢測；大多數原因可以透過詳細的病史來確定。對於某些患者，他們的小腸細菌過度生長的原因是不可逆的。例如，如果是由胃繞道手術引起，那麼手術無法恢復原狀，因此小腸細菌過度生長的情況將持續存在；另一個例子是小腸憩室（腸道的囊袋狀突出），這會使憩室累積細菌，治療非常困難。我們發現大多數案例與腸躁症有關，可能是之前食物中毒的結果，這種情況目前更容易排除。

　　治療小腸細菌過度生長的第一條準則是，醫師應盡可能確定小腸細菌過度生長的根本原因，以及該致因是否可以調整。（見表格6.1）一個典型的可調整原因是使用鴉片類藥物的患者，這會減緩腸道蠕動並損害微生物群系，從而導致小腸細菌過度生長。解決這個問題的最佳方法是協助患者停止使用鴉片類藥物，恢復腸道蠕動。雖然這對某些患者可行，但對於那些慢性持續疼痛的患者（例如癌症患者），他們可能無法停止使用鴉片類藥物。在這種情況下，最好的選擇是抵消鴉片類藥物對腸道的影響。幸運的是，目前有一些FDA批准的藥物，如methylnaltrexone、naloxegol和naldemedine，

表格6.1 小腸細菌過度生長的常見原因及其診斷和治療方法

疾病症狀	診斷
鴉片類藥物引起的腸道蠕動障礙	· 臨床病史與鴉片類藥物使用及症狀的時間相關性 · 尿液毒物篩檢
小腸蠕動障礙（感染後、硬皮症、假性阻塞）	· 臨床病史 · 抗CdtB和抗黏著斑蛋白抗體 · 腸道通道檢查 · 十二指腸測壓法
腹腔內黏連，可能是因腹部手術或內源性原因引起的（例如子宮內膜異位、漏診的闌尾炎、卵巢囊腫破裂）。	· 小腸鋇劑檢查時腸道呈現急彎角度（這種情況難以透過電腦斷層掃描或核磁共振成像診斷） · 剖腹探查手術／腹腔鏡檢查
小腸狹窄性疾病（克隆氏症、非類固醇抗發炎藥、放射性損傷及吻合處狹窄）	· 影像檢查 · 無線膠囊內視鏡 · 內視鏡檢查
小腸發炎症狀（例如克隆氏症、乳糜瀉、自體免疫性／嗜酸性／放射性腸炎）	· 影像檢查 · 無線膠囊內視鏡 · 內視鏡檢查
小腸憩室症	· 小腸追蹤與影像檢查
結締組織疾病（先天性結締組織異常、硬皮症、全身性紅斑狼瘡）	· 臨床病史和身體檢查 · 小腸造影檢查中內臟下垂（在直立姿勢下腸道和腹部器官的下垂）
糖尿病腸病變	· 臨床病史 · 腸道通道檢查
自律神經失調（例如端坐性心搏過速症）	· 臨床病史 · 自律神經檢查（例如傾斜床檢查）
肥大細胞活化症候群	· 臨床病史、異常的肥大細胞生物標誌、腸道切片中肥大細胞的異常數量

可能的治療方法

- 停用麻醉劑或改用非鴉片類藥物
- 部分 μ-受體拮抗劑（methylnaltrexone、naldemedine、naloxegol）

- 腸胃蠕動劑（例如erythromycin、pyridostigmine與prucalopride）

- 黏連分離術
- 透過深層內臟按摩鬆動軟組織

· 內視鏡擴張術 · 手術修復	· 避免使用非類固醇抗發炎藥物 · 治療發炎

- 抗發炎藥物
- 針對乳糜瀉採取嚴格無麩質飲食

· 腸胃蠕動劑 · 長期低劑量抗生素治療	· 手術治療

- 腸胃蠕動劑
- 強化骨盆和核心的物理治療

- 腸胃蠕動劑
- 嚴格控制血糖水平

· 補充水分 · 血管收縮劑和 β 受體阻斷劑	· Pyridostigmine藥物

· 抗組織胺藥物 · Cromolyn	· 肥大細胞穩定劑和調節藥物

第六章　治療小腸細菌過度生長的三大支柱　101

可以不用降低鴉片類藥物的止痛效果，同時逆轉鴉片類藥物對腸道的影響。通常，停止使用鴉片類藥物或抵消其作用後，一旦排便習慣改善了，小腸細菌過度生長的根本原因往往也會隨之解決。

由於乳糜瀉、克隆氏症、肥大細胞疾病和嗜酸性腸胃炎引起的小腸發炎可能導致小腸細菌過度生長。在嗜酸性腸胃炎中，某些白血球（嗜酸性粒細胞）浸潤消化道，血液中的嗜酸性粒細胞也會增加。典型症狀包括噁心、嘔吐、腹痛，偶爾還會出現腹瀉。嗜酸性粒細胞浸潤於腸道會導致腸道蠕動改變，並使腸壁變硬。

克隆氏症

患有克隆氏症的患者，腸道發炎會使腸壁變硬，進而導致小腸細菌過度生長。症狀更嚴重的患者其腸道可能會變窄。在這種情況下，治療小腸細菌過度生長則需要使用藥物以減少發炎並修復腸道的蠕動功能。

腸道狹窄是腸道某一段的變窄，因而減慢或阻礙食物通過該段的蠕動。腸道狹窄通常是由於反覆發炎引起的。當發炎無法控制時，狹窄處最終可能會變成瘻管。瘻管是連接兩個原本不應該連接的器官；例如，小腸和結腸，甚至陰道之間形成通道。這種情況非常容易導致小腸細菌過度生長。

治療克隆氏症腸道狹窄一開始是使用抗發炎藥物來減少發炎。在某些情況下，可以透過在結腸鏡或內鏡檢查過程中插入氣囊來擴張狹窄處。在其他情況下，發炎性腸道狹窄癒合後可能留下疤痕，進一步使小腸通道變窄。在這種情況下，你可能需要進行侵入性手術調整腸道狹窄的問題。

糖尿病

糖尿病是人類最常見的疾病之一，而肥胖流行則增加其發生率。糖尿病會改變腸道的蠕動，當血糖水平過高時，大腦會誤以為胃裡有過多的食物，或者你吸收過多的食物。大腦不知道你有糖尿病，因此會減慢腸道的蠕動。此外，長期控制不佳的糖尿病可能會導致神經病變（神經功能減退）。這種情況通常會出現腿部刺痛、灼熱感和麻木。糖尿病神經病變也可能影響腸道，使腸道的流動受損，因而導致小腸細菌過度生長。我們發現，小腸細菌過度生長在長期糖尿病患者中相當普遍。這些患者的飲食管理（支柱3）非常困難。因此，與患者的糖尿病護理團隊合作，以更有效的方法控制糖尿病，從而逆轉一些神經病變非常重要。

胰臟功能不全

胰臟功能不全或慢性胰臟炎也會導致細菌過度生長。胰臟功能不全是由於胰臟發炎或萎縮，無法產生足夠的酶來有效消化食物。隨著更多的食物在小腸中滯留，細菌過度生長的情況會增加。在這些情況下，胰臟酵素補充劑可以大幅幫助小腸吸收食物，並抑制細菌的過度生長。

飲食

我們在接下來的兩章會詳細討論飲食，但在飲食方面有一個重點在此值得一提。有研究顯示，食用豆類本身可能導致小腸細菌過度生長。在動物實驗中，即使只給老鼠餵食幾天腰豆，也可能導致小腸細菌過度生長。這種現象有幾種可能的機制，但最重要的原因

是，豆類中的碳水化合物對人類和其他動物來說是無法消化的。因此，細菌從中獲取這些熱量並在小腸中繁殖。這是導致小腸細菌過度生長的另一個原因。雖然很少見，但其他食物也可能受到這個概念的波及，例如蔗糖素使用過量、扁豆攝取過量、鷹嘴豆泥攝取過量，以及有時攝取某些食品過量。

由於我們的重點一直放在食物中毒是小腸細菌過度生長和腸躁症的潛在原因，我們了解到腸躁症與自體免疫反應有關，而第二代抗黏著斑蛋白和抗CdtB檢測幫助了許多患者。透過腸躁症血液檢測，我們認為抗黏著斑蛋白抗體水平升高預示著需要抗生素和其他藥物來改善腸道蠕動。在臨床上，我們留意到這種抗體的水平較高，這意味著抗生素利福昔明不太可能是一次性治癒的治療方案。也許還需要一種藥物來改善腸道蠕動。例如，如果抗黏著斑蛋白抗體影響你的腸道蠕動，那你就需要促進腸道蠕動的藥物。在某些情況下，我們會使用腸躁症血液檢測來證明在治療初期使用促進腸道蠕動藥物的必要性。

在許多情況下，病因很難查明，儘管我們想盡辦法但始終無解。

減少問題細菌

下一步是減少小腸中的細菌數量以改善症狀。事實上，這個步驟可以在調查小腸細菌過度生長的原因時進行。傳統上，我們會使用抗生素來達到減少細菌的目的，現在我們有一個與微生物群系相關的生物標誌來量身定制治療方案：呼氣測試（**參見第5章，圖表5.1**）。

如前幾章所述，呼氣測試可以作為治療指南。如果你的呼氣測試顯示你有過量的氫氣，卻沒有過量的甲烷，那麼有幾種抗生素可

以治療你的小腸細菌過度生長。如果便秘是你的主要症狀，且呼氣測試顯示有甲烷產生，那麼抗生素的選擇可能有所不同。

目前對腸躁症和小腸細菌過度生長研究最多的抗生素是利福昔明（rifaximin）。利福昔明的優點在於99.6%都留在腸道中，不會被身體其他部分吸收。其他用於治療小腸細菌過度生長的抗生素，包括阿莫西林／克拉維酸鉀（ampicillin／clavulanate）、賽普沙星（ciprofloxacin）、甲硝唑（metronidazole）、去氧羥四環素（doxycycline）和新黴素（neomycin）也可能有效，但它們會被腸道吸收。因此，它們可能會引起全身性或腸胃道副作用，包括過敏反應和念珠菌引起的陰道感染。當抗生素通過血液被陰道黏膜吸收時，酵母菌或念珠菌可能會占優勢。當抗生素減少結腸中的大量細菌時，困難梭狀芽孢桿菌（Clostridioides difficile）可能會滋生，導致嚴重腹瀉。利福昔明在結腸中的活性有限，似乎無法徹底改變結腸中的細菌。它主要用於因小腸細菌過度生長而感染的小腸，部分原因是它可溶於小腸中的膽汁。

利福昔明已獲得美國食品藥物管理局（FDA）批准用於治療腹瀉型腸躁症。我們認為，大多數腸躁症病例是由於腸道蠕動功能失調引起的，這可能導致小腸細菌過度生長。然而，利福昔明獲得批准的前提是基於腹瀉型腸躁症是因微生物群系失衡。目前，FDA尚未批准任何專門針對小腸細菌過度生長的藥物。

在一項名為TARGET 3的臨床研究中，大約有44%的腹瀉型腸躁症患者對利福昔明治療有反應。更重要的是，在這些有反應的患者中，有超過三分之一在治療後近六個月內沒有復發。這是一個了不起的發現，因為這顯示利福昔明會影響小腸細菌過度生長，這是腹瀉型

腸躁症的一個特定原因。最近衍生的一項子研究顯示，對於小腸細菌過度生長呼氣測試呈陽性的腹瀉型腸躁症患者，利福昔明的療效甚至更好（見圖表 6.1）。其他服用利福昔明的小腸細菌過度生長患者即便未進行飲食改變，症狀也有所改善，但隨後仍會復發。

我們的做法與TARGET 3研究非常相似。大約有三分之一的患者在服用利福昔明後，療效能夠持續數月甚至數年。然而，並非所有患者都是如此。我們的腸躁症／小腸細菌過度生長的患者在接受利福昔明等抗生素治療後，大致可分為五大類：

1. **一勞永逸**。在服用利福昔明後，實際上在幾個月或幾年內幾乎沒有症狀。這類情況在接下來的追蹤期間不需要後續治療。
2. **症狀改善，但過一陣子又復發**。在服用利福昔明後感覺好轉，但在六個月內又復發。在這些情況下，服用腸胃蠕動劑（prokinetic）並調整飲食會有所幫助。雖然缺乏精確的數據，但通常約有70%的患者屬於這一類。後續的呼氣測試或許可以找出復發的原因。
3. **症狀好轉後很快又復發**。抗生素最初讓你感覺好轉，但在一個月內症狀再次出現（有時幾天內就復發）。這是一個重要的群組，需要進行第二次呼氣測試來檢查小腸細菌過度生長。如果又復發但第二次呼氣測試結果正常，則有可能是其他原因導致你的症狀。如果早期復發的呼氣測試結果呈陽性，則可能存在小腸細菌過度生長的次要原因，例如使用麻醉藥、沾黏或其他結構性原因。如果是機械性原因導致腸道減慢，小腸細菌過度生長很快就會再次出現。我們認為，這一組患者需要更多調查

以排除其他原因。
4. **部分有反應**。部分有反應也是一個難題。這可能是小腸細菌過度生長的次要原因嗎？也許這是安慰劑效應（你覺得稍微好一點，但不確定）？也可能是沒有正確服用藥物？無論如何，有一些選擇可以考慮。在某些情況下，這可能意味著需要第二個療程，但也可能需要進一步檢測。
5. **沒有反應**。如果症狀沒有改善就要提高警覺，需要進一步評估。你的症狀可能與小腸細菌過度生長無關，而是有很多潛在的原因，但其中一些（雖然不常見）可能很嚴重，例如腹腔積水或甚至癌症。

在排除上述所有可能性後，有一小部分患者可能需要長期服用抗生素。這些患者通常有一個難以控制的小腸細菌過度生長的主要原因，但在服用抗生素後感覺正常。這並不是理想的情況，應該盡量避免。不過，對於這些罕見的病例，可能只有透過長期使用抗生素才能緩解。這種方法在某些特定病症下也有其他例子，例如肝性腦病變（這是一種肝功能衰竭，導致受損的肝臟無法過濾細菌的代謝產物，從而引起精神混亂）和動過骨盆腔造袋手術的發炎性腸道疾病（IBD）患者（稱為「囊袋炎」）。在不到5%的小腸細菌過度生長患者中，使用抗生素可能是唯一控制細菌過度生長的方法。有時我們會交替使用抗生素。無論採取哪種方式，長期服用抗生素必須在醫師的密切監督下進行，以監測其產生的副作用。

圖表6.1 根據基準線呼氣測試，腸躁症患者對利福昔明的反應率

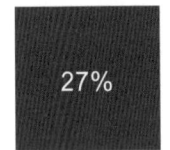

27%	26%	56%	77%
在腸躁症的臨床試驗中，安慰劑的平均反應率	在服用利福昔明之前，呼氣測試結果呈陰性	在服用利福昔明之前，呼氣測試結果呈陽性	經過利福昔明治療後，呼氣測試結果恢復正常的患者

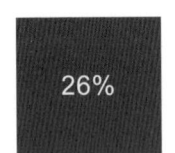

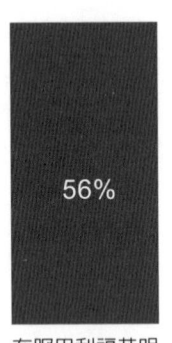

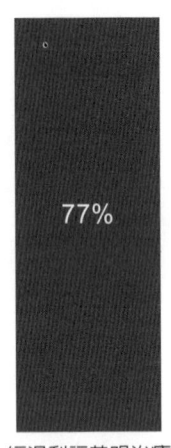

便秘型腸躁症

不幸的是，抗生素對於便秘型腸躁症的效果不如預期。如前幾章所述，與便秘有關的微生物之一是產生甲烷的微生物（稱為產甲烷菌）。產甲烷菌屬於古菌界，並非細菌。抗生素的目的是治療細菌感染，而非針對古菌或產甲烷菌，儘管抗生素對它們可能有某種程度的效果，但需要特別留意。

不過這並非完全沒有希望。在研究了主要的古菌產甲烷菌（Methanobrevibacter smithii）後，我們發現單一抗生素對其治療效果並不佳。單獨使用利福昔明或另一種抗生素（新黴素）的治療效果都不理想。**然而，在實驗室中，將兩種抗生素（利福昔明和新黴素）結合使用效果顯著提升**。基於這項發現，我們在一項雙盲研究中比較了單獨使用新黴素與新黴素加利福昔明的效果，結果發現，

有將近有80%服用兩種藥物的腸躁症患者的症狀有明顯改善，而且根據甲烷呼氣測量的結果發現，產甲烷微生物被根除或數量大幅減少。

這是一項重大發現。這個組合現在經常在臨床上使用。值得注意的是，作為替代方案，利福昔明加上甲硝唑（metronidazole）也有效（儘管目前沒有相關的研究發表）。如果患者有腎臟疾病或聽力問題，醫師擔心新黴素（neomycin）的副作用時，甲硝唑將是一個可能的替代選擇。

抗生素在治療甲烷菌的主要挑戰因為甲烷很容易復發，且頻率更頻繁。在雙盲研究中，許多初期對治療有反應的患者在一個月內便秘症狀再次出現。因此，我們開始研究其他的治療選項。

最後，其他植物性「抗生素」也常被具有自然醫學背景或訓練的醫師用於治療細菌過度生長的情況。其中值得一提的有牛至油、印度楝（neem）和大蒜提取物（大蒜素）等，但關於它們療效的研究並不多。有一項回顧性研究顯示，將近一半的腸躁症患者對這些天然產品有反應。對於不想使用傳統抗生素的患者，我們也樂於提供這些植物性抗生素作為選項。然而，目前這些植物性抗生素尚未經過安全性及與其他藥物潛在相互作用的評估。另外，我們還有其他的問題需要考慮，因為在藥房的天然產品區，每種產品都有許多選擇。哪個生產商的產品最有效？哪種組合最好？要找到這些問題的答案，你需要依賴了解如何使用這些產品的專家。在第九章，我們會介紹一些可能對因為甲烷而引起的便秘有幫助的其他天然產品。

腹瀉與硫化氫

最新發展的呼氣測試是測量硫化氫。近期推出的trio-smart®呼氣測試可以測量氫氣、甲烷、二氧化碳，現在也可以測量硫化氫。加入硫化氫使這項呼氣測試更完整，因為這些都是腸道細菌在發酵過程中會產生的主要氣體。

將硫化氫納入呼氣測試是一項重大的成就。硫化氫是一種反應強烈的氣體，因此收集和運輸這種氣體非常棘手。此外，傳統儀器在處理濕氣方面有難度，因此必須為這項測試設計新的裝置。總之，這項測試需要一個新的收集袋系統、一個新的測試設備，以及全面的臨床研究以確定異常的正確分界值。我們團隊花了好幾年才設計出這項測試（見圖表6.2）。了解這些氣體非常重要。之前我們提及這些氣體如何相互影響，讓我們再溫一下。儘管測量氫氣可以預測小腸細菌過度生長，但無法從呼氣測試中的氫氣水平得知與症狀的關聯性，儘管它可以預測對利福昔明的反應，如上所述。我們現在知道，這是因為氫氣是其他細菌用來產生甲烷和硫化氫的氣體燃料。實際上，產甲烷菌需要四個氫氣分子來生成一個甲烷分子。因此，如果你有甲烷，那麼呼氣測試中可能會顯示你的氫氣量將顯著減少。

硫化氫是由硫酸鹽還原細菌產生的，這些細菌使用五個氫分子來生成一個硫化氫分子。硫化氫現在可以解釋那些在呼氣測試中看似沒有氫氣的情況（我們過去稱之為低水平呼氣測試）。許多呈低水平呼氣測試結果的患者症狀嚴重，因此過去的呼吸測試無法提供有效的資訊。因此，在未測試所有上述的氣體之前，我們無法全面了解小腸細菌過度生長的呼氣測試結果。

圖表6.2 微生物如何在產生不同氣體的過程中相互作用

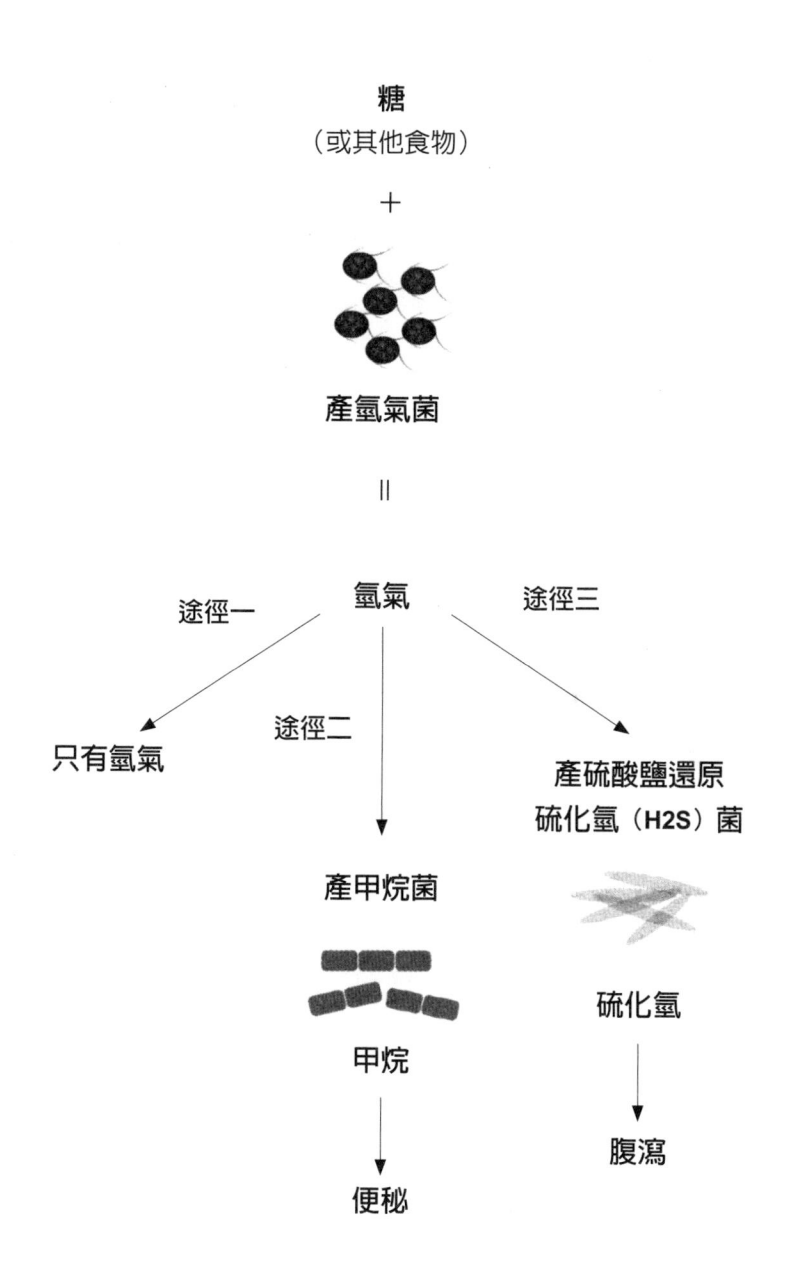

糖
（或其他食物）

＋

產氫氣菌

＝

氫氣

途徑一 → 只有氫氣

途徑二 → 產甲烷菌 → 甲烷 → 便秘

途徑三 → 產硫酸鹽還原硫化氫（H2S）菌 → 硫化氫 → 腹瀉

第六章　治療小腸細菌過度生長的三大支柱　111

更重要的是，硫化氫與腹瀉、腹痛和急迫便意感有關。在最近發表的一項研究中，我們提出硫化氫與甲烷類似，都是呈正比的關係。呼氣測試中硫化氫的含量越高，患者的腹瀉、疼痛和急迫便意感就越嚴重。這意味著硫化氫在這些症狀中扮演著非常重要的角色。

如何治療硫化氫？由於這種新型呼氣測試最近才推出，因此對於各種治療方法的經驗仍然有限。目前已知的是，鉍（bismuth）可以抑制硫化氫的生成。基於這一點，我們目前在診所採用的治療方法是使用利福昔明（減少氫氣，因為氫氣是硫化氫生成的燃料）和鉍（減少硫化氫的生成）。隨著未來幾個月和幾年出現更多的數據，這種治療方法可能會有所改變。未來的研究將進一步完善這項療法，但我們已經看到，這種更全面的呼氣測試所帶來的巨大益處。見圖表6.3。

使用斯他汀類藥物（Statins）

即使採用雙重抗生素療法，產甲烷菌仍會隨著時間的推移再次增生。由於我們的便秘型腸躁症患者經常為此所苦，因此我們希望找到更好的方法來治療這種過度生長。透過多次實驗，我們發現理脂膜衣錠（lovastatin），一種透過減少肝臟製造膽固醇的斯他汀類藥物，可以阻斷產甲烷菌內的一種酶活性，從而降低它們的甲烷產量。因此，我們可能無法消除這種微生物，但我們可以阻止它產生有助於產甲烷的酶。

圖表6.3 我們如何治療患者

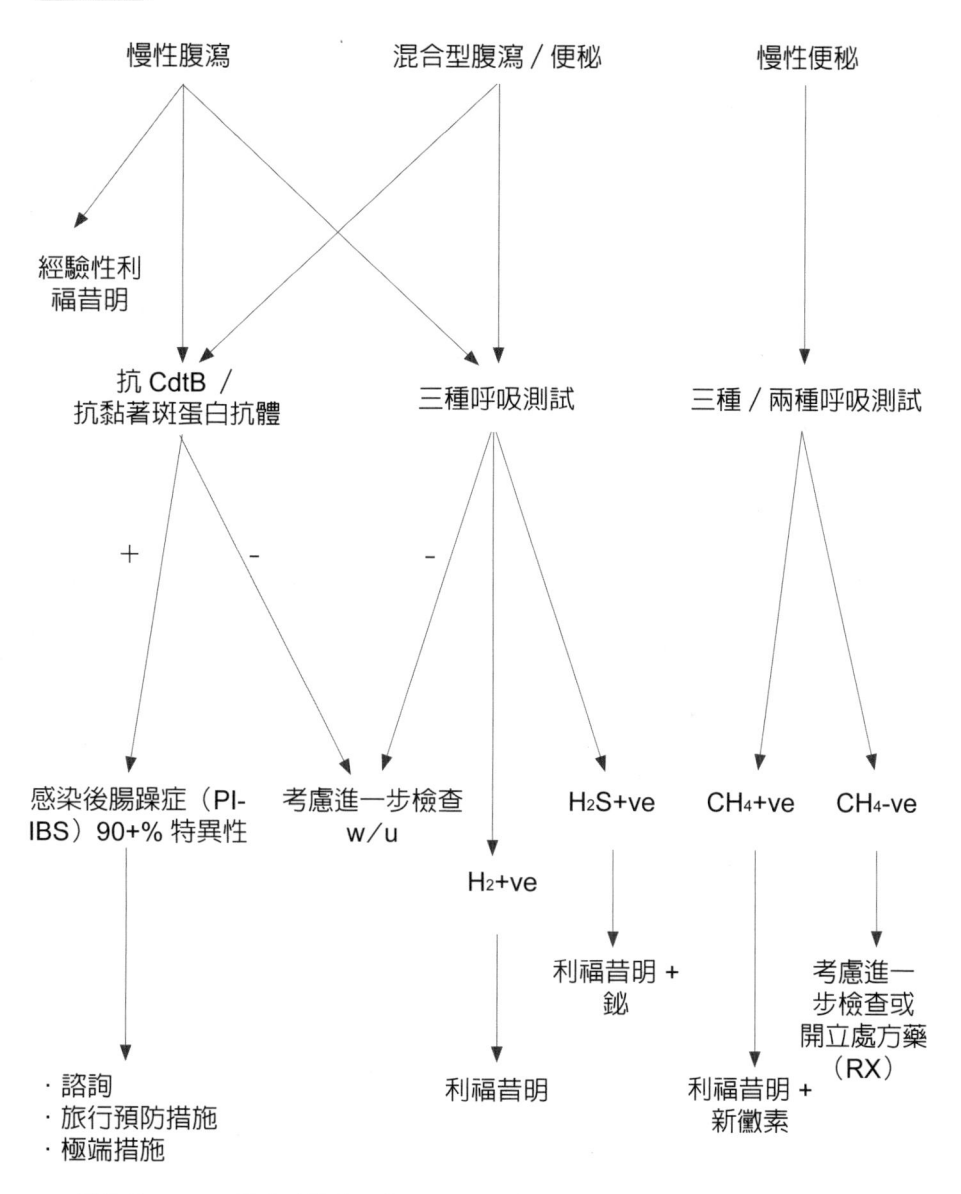

```
        慢性腹瀉          混合型腹瀉／便秘         慢性便秘
           │                    │                    │
           ▼                                         
      經驗性利                                        
      福昔明                                         
           │                                         
           ▼                                         
      抗 CdtB ／           三種呼吸測試      三種／兩種呼吸測試
      抗黏著斑蛋白抗體
         + / −                  −
           │                    │
           ▼                    ▼
    感染後腸躁症（PI-      考慮進一步檢查    H₂S+ve   CH₄+ve   CH₄-ve
    IBS）90+% 特異性       w/u
                                         H₂+ve
                                           │         │        │
           ▼                               ▼         ▼        ▼
        ・諮詢                          利福昔明   利福昔明＋  考慮進一
        ・旅行預防措施                              鉍        步檢查或
        ・極端措施                                            開立處方藥
                                        利福昔明   利福昔明＋  （RX）
                                                  新黴素
```

PI=感染後　w/u=檢查／檢查工作　+ve=陽性　-ve=陰性　Rx=處方
＊可以替代甲硝唑

第六章　治療小腸細菌過度生長的三大支柱　113

有趣的是，斯他汀類藥物萃取自紅麴。紅麴可能會產生斯他汀類藥物以抑制自然界中的產甲烷微生物。在實驗室中，我們發現不同的斯他汀類藥物對產甲烷微生物有不同程度的影響。理脂膜衣錠在降低甲烷方面的效果最好。我們希望理脂膜衣錠能影響微生物，但不會影響你。這一點很重要，因為斯他汀類藥物的副作用包括肌肉酸痛、肝酵素升高，以及與其他藥物的相互作用。近期我們試圖開發一種不被吸收的理脂膜衣錠但未成功，因此這個領域仍需進一步的研究。

元素飲食

另一種治療小腸細菌過度生長的極端方法是「元素飲食」（elemental diet），這種飲食為必需胺基酸、非必需胺基酸、脂肪和糖混合物組成。通常還會添加水溶性維生素、脂溶性維生素和電解質。在選擇元素飲食時，重要的是選擇每日維生素和營養素的攝入量達到100% RDA（推薦膳食攝取量）的產品。我們首次發表的這項技術使用了游離胺基酸配方（Vivonex® Plus）；此後，其他一些研究較少的替代方案也陸續出現。

元素飲食的原理與消化和吸收食物的能力有關。分解、吸收食物的速度越快，提供給小腸和結腸中的微生物群系的熱量或營養就越少。你所攝取的食物有三個主要的部分，分別是脂肪、碳水化合物和蛋白質。在消化過程中，酶會將這些成分分解成更小的碎片，產生脂肪酸、三酸甘油酯、單醣和胺基酸。元素飲食是將這些分解的成分集中在一起；你不需要酶來消化或吸收它們。元素飲食的成

分在小腸前段幾英呎內就會被吸收。其餘的部分小腸沒有接觸到營養素，因此細菌缺乏食物來源，實質上就是餓死。

　　有一些證據顯示，元素飲食可能有助於緩解某些小腸細菌過度生長患者的病情。我們通常會在患者無法耐受抗生素或對抗生素治療反應不佳的情況下，開立元素飲食，因為這種飲食限制很多，且可能成本很高。我們發現元素飲食是對抗小腸細菌過度生長一種有效的方法。在我們十五年前發表的研究中，14天的元素飲食對於治療氫氣型小腸細菌過度生長的效果超過80%。這項研究早在利福昔明等藥物使用和上市之前就已經發表。十五年前，如果你進行14天的元素飲食，比起服用當時可用的抗生素，你的小腸細菌過度生長的症狀更有可能好轉。

　　進行元素飲食有許多挑戰。許多患者無法忍受元素飲食的味道，即使有經過調味。如果要加入調味，重點是要使用不含三氯蔗糖或糖醇的調味劑。這些是無法被吸收的糖，能為細菌提供養分，讓你前功盡棄。這種飲食可能產生的副作用包括噁心和腹瀉。此外，由於你沒有為細菌提供任何食物來源，包括有益菌，長期下來，使用元素飲食在理論上可能會影響糞便中的微生物群系，儘管其短期後果尚不明確。

　　如同抗生素治療一樣，如果你有腹腔黏連問題，小腸細菌過度生長會在結束元素飲食後馬上復發。經過兩週辛苦的液態飲食後，如果小腸細菌過度生長又復發，的確會令人非常沮喪。因此，在開始元素飲食之前，排除可改變的小腸細菌過度生長的次要原因非常重要。雖然成本各有不同，但這種飲食可能相當昂貴，兩週的花費超過1000美元，通常保險不會給付。這種飲食的口感不佳，我們的

患者表示這種飲食吃起來像是「生食」，有些人即使加了調味包來改善口感，仍然無法忍受。

準備元素飲食相當複雜，並不像混合一杯蛋白質奶昔那麼簡單。一些公司生產自稱較便宜的元素飲食，但這些產品尚未被正式驗證為真正的元素飲食，也未經過同行審議的臨床試驗進行研究。

促腸胃蠕動劑

一旦成功消除腸道微生物群系的不平衡或過多的細菌，接下來該如何維持？我們知道，小腸細菌過度生長可能與腸道蠕動和小腸掃蕩波不足引起的。有一些藥物療法可以刺激這些掃蕩波，稱為促進腸胃蠕動劑（prokinetic drugs），「pro」代表促進，「kinetic」代表運動，這些藥物的作用就是促進腸胃道的蠕動。

促腸胃蠕動劑最常用於便秘，因為它們可以促進腸道蠕動。然而，對於小腸細菌過度生長，你真正需要的是更多的掃蕩波。根據我們的經驗，在早晨進餐時服用促進腸胃蠕動劑能促進排便，但如果你有小腸細菌過度生長，則希望在不進食的時候（即掃蕩波發生時）增加腸道蠕動。因此，最好在晚上服用促腸胃蠕動劑，而且晚上服用可以確保在清潔小腸的同時不會促進腹瀉。**用於小腸細菌過度生長的促腸胃蠕動劑藥物包括低劑量的紅黴素（erythromycin）、暢能錠（tegaserod）和力洛膜衣錠（prucalopride）。**

讓我們再次回顧腸道的蠕動。記住，小腸蠕動有兩個階段，一個是在進食期間，另一個是在斷食期間。在第一個階段（進食），當食物進入胃後，胃會攪拌並將食物與消化液混合，以便將其消化

到基本的營養成分。第二個階段涉及有節奏的清潔功能——這些負責清潔的掃蕩波將無法消化的食物移動到腸道的下一段。我們希望通過促腸胃蠕動劑來增強第二個斷食期間的功能。

請注意，雖然市場上有幾種促腸胃蠕動劑，但它們在小腸細菌過度生長方面屬於未經核可之特殊用途，因此尚未獲得FDA的批准。此時，它們僅被批准用於治療便秘。然而，我們發表的數據顯示，某些促腸胃蠕動劑（如暢能錠和紅黴素）確實可以預防小腸細菌過度生長，但藥品製造商尚未向FDA申請這些適應症。一些保險公司會支付促腸胃蠕動劑用於小腸細菌過度生長的費用，但其他公司則可能拒絕給付。

主要促腸胃蠕動劑

我們使用的幾種藥物可以促進腸胃蠕動。這些藥物可以透過活化受體來促進腸道的蠕動和掃蕩波。請參見表格6.2。

表格6.2　依類別劃分促腸胃蠕動劑

促腸胃蠕動劑	範例
血清素促進劑	力洛膜衣錠、暢能錠、喜暢錠
胃動素促進劑	紅黴素、阿奇黴素（Erythromycin）
減少乙醯膽鹼的再吸收（增強迷走神經功能）	肌力健膜衣錠（Pyridostigmine）
體抑素受體促進劑	人生合成體抑素胜肽（Octreotide）
鴉片類（Opioid）藥品受體拮抗劑	類鴉片受體拮抗劑（Naltrexone）

促劑和拮抗劑分別意味著活化劑和抑制劑。

第六章　治療小腸細菌過度生長的三大支柱　117

- **紅黴素（Erythromycin）**：我們使用非常小劑量的這種抗生素作為促進腸胃蠕動的藥物。一般來說，當這種抗生素每天服用1000到2000毫克時，該劑量會引起噁心等副作用。但研究人員發現，極低劑量的紅黴素——睡前服用50到100毫克——可以觸發掃蕩波，有助於預防小腸細菌過度生長。我們透過一種稱為胃十二指腸測壓法的檢測，測量六小時內的掃蕩波。在檢測時，一根細小柔軟的管子會經過鼻腔，穿過食道進入胃部和小腸。在檢測過程中，我們會在靜脈注射少量的紅黴素，之後在短短幾分鐘內，我們就能觀察到掃蕩波。

  在這種極低的劑量下，紅黴素幾乎不會產生藥物交互作用，這與較高劑量不同。醫師對於使用紅黴素作為抗生素較為謹慎，因為高劑量可能會干擾某些藥物的代謝途徑，例如斯他汀類藥物。當作為促進腸道蠕動劑時，紅黴素通常不會影響大多數其他藥物的療效。如果必要，在使用紅黴素作為促腸胃蠕動劑前，請先諮詢你的藥劑師，以確認與你正在服用的其他藥物是否可能產生交互作用。

  懷孕期間在婦產科醫師的建議和監督下使用紅黴素是安全的。但我們並不鼓勵在懷孕期間使用紅黴素，不過，在婦產科醫師的指導下，我們曾為一些因小腸細菌過度生長症狀嚴重的孕婦開立紅黴素處方。

- **力洛膜衣錠（Prucalopride）**：這種藥物被稱為5-羥基色胺酸（5-HT4）受體促進劑，能有效促進腸道蠕動。透過影響腸道中的血清素受體，促進腸道蠕動並加速胃排空。如果服用過

量，可能會引起腹瀉。雖然目前尚無力洛膜衣錠治療小腸細菌過度生長的公開數據發表，但人們認為在夜間斷食階段服用，可以增強掃蕩波。如果早晨服用，可能會導致較劇烈的腸道蠕動，因此最好在夜間空腹時服用。

力洛膜衣錠是最強效的促腸胃蠕動劑之一。根據我們的經驗，如果在細菌被消除後服用，預防小腸細菌過度生長復發的成功率相當高。我們進行了一項研究，將紅黴素與另一種類似力洛膜衣錠的血清素促進劑（暢能錠〔Tegaserod〕）進行比較。研究顯示，這種血清素促進劑能夠有效抑制細菌生長超過200天，而紅黴素只能抑制幾個月。因此，在這項研究中，血清素受體促進劑在預防小腸細菌過度生長復發方面的效果優於紅黴素（但紅黴素的效果仍然優於不服用任何藥物）。

紅黴素之所以在促進腸胃蠕動劑中效果不如力洛膜衣錠，部分原因在於其半衰期較短，這意味著它很快會被身體代謝。相比之下，力洛膜衣錠具有較長的半衰期，因此在體內的停留時間更長，可以更有效地促進腸胃蠕動。

上述所有產品都有一個日後可能顯現的問題──一種名為耐藥性（tachyphylaxis）的概念。當藥物隨著時間推移（通常是幾個月）失去效用時，便會出現這種情況。紅黴素以此而聞名，但通常是在一天多次使用的情況下。由於紅黴素的半衰期較短，不太可能出現急速耐藥性，因為到一天結束時，大部分藥物已經從體內清除。根據我們的經驗，其他藥物（如力洛膜衣錠和暢能錠）有時也會出現這個問題。經過幾個月後，力洛膜衣錠可能會失去一些促進

腸胃蠕動的效果。為了解決這個問題，我們會讓患者進行為期兩週的「停藥假期」，即完全停止使用該藥物。一旦他們恢復服用力洛膜衣錠，該藥物的效果似乎就和最初使用時一樣有效。

為什麼即使服用促進腸胃蠕動劑，症狀仍會復發？答案很簡單：沒有神奇的仙丹能讓腸道恢復正常；這些治療只是在修復問題。小腸細菌過度生長的細菌可能會慢慢或迅速再次出現。我們可以幫助小腸變得更乾淨，並維持一段時間，但大多數人因為未能遵守飲食策略和／或不按照規定服用促腸胃蠕動劑，進而導致小腸細菌過度生長復發。

- **低劑量納曲酮膜衣錠（Low-Dose Naltrexone）**：這種藥物最初是為了逆轉麻醉藥物過量而開發的，它是鴉片類受體的部分拮抗劑，且對身體似乎有其他的影響。我們體內的鴉片類受體促進劑可能會減緩腸道活動，因此低劑量的納曲酮膜衣錠可能有助於腸道蠕動。納曲酮膜衣錠被視為一種潛在的促腸胃蠕動劑，但它不像其他促腸胃蠕動劑那麼強效，它是一種安全的促腸胃蠕動劑，但目前關於其在小腸細菌過度生長中的真正效益數據有限。進一步的研究將有助於了解如何使用它。其他促進迷走神經（例如美定隆糖衣錠〔pyridostigmine〕）或生長抑素的藥物也被用來促進腸道蠕動，但數據仍然有限。

未來展望

　　二十年前，醫師可能會告訴你小腸細菌過度生長和腸躁症只是心理問題，甚至會開抗精神病藥或抗抑鬱藥。如今，我們對小腸細菌過度生長的成因有更深入的了解，正如本章提及，我們不斷深入理解，治療方法也不斷改進。

　　正如前幾章所述，我們現在相信，因食物中毒引發抗體產生，是小腸細菌過度生長過程中一個重要因素。最理想的療法是消除這些抗體，並且減少本章中提到的其他治療需求。但在我們解決這個問題之前，即使你按照我們的建議使用抗生素，促腸胃蠕動劑和調整飲食，你可能還是會有小腸細菌過度生長的困擾。小腸細菌過度生長仍然是一種慢性疾病。

　　雖然我們已經有很大的進展，但未來的路還很長。至少，目前我們有一些基於實際情況系統化的治療方案，以及減少細菌過度生長症狀復發的策略。

　　飲食是治療小腸細菌過度生長的另一個關鍵，因此我們會利用飲食來預防小腸細菌過度生長和腸躁症復發。下一章將介紹腸躁症飲食的歷史，並詳細介紹一些最常用的飲食法。

第七章

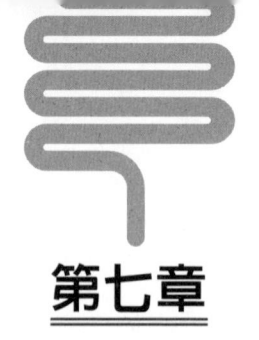

低發酵飲食和腸躁症

37歲的潔咪是學校教師，她因典型長期小腸細菌過度生長來我們診所看診。她說：「我有乳糖不耐症，我不吃乳製品，因為吃了會腹脹。如果我吃了乳製品，那一天肯定不好過。」在詳述她的長期病史和多次看診經歷時，潔咪提到即使她避開含乳製品的食物，大多數時候她仍然感到脹氣。

「我的醫師說，我可能對乳製品不耐，但似乎還有其他問題。如果我缺乏分解乳糖的酶並停止攝取乳製品，理論上不應該再出現任何症狀。」潔咪說。

大多數來到我們診所的腸躁症和小腸細菌過度生長的患者都是自己發現他們要避免大多數乳製品，然而，他們往往不只是乳糖不耐症，還可能對其他食物不耐。由於大多數的患者都有長期腸胃道症狀，並且接受過許多醫療檢查，因此我們通常不會看到單純乳糖不耐症的患者。這類的患者很快就發現自己對乳製品不耐受。我們看到那些一直苦於腸胃道問題的患者，很可能有酶缺乏的問題而導致乳糖不耐症，但他們持續出現的症狀很可能是由腸躁症／小腸細

菌過度生長引起的。

各種飲食觸發因素都可能影響你的腸胃症狀。事實上，多達三分之二的腸躁症患者認為他們的腸胃症狀來自於食物。我們的腸躁症和小腸細菌過度生長的治療，重點在於透過藥物和非藥物療法來緩解腸胃症狀。傳統的腸躁症治療方法處方藥，如纖維補充劑、抗膽鹼藥、抗痙攣劑和止瀉藥。不幸的是，這些溫和效果有限的治療方案可能不足以緩解你的症狀。一種替代且更有效的方法是透過調整飲食來限制某些會導致腸道微生物群系過度發酵的食物。這個方法尤其適用於在治療後預防小腸細菌過度生長復發，如第六章所述。

本章介紹了一直以來腸躁症和小腸細菌過度生長患者最常使用的飲食，包括避免乳糖和果糖、無麩質飲食，以及廣泛使用的低腹敏（FODMAP）飲食。腸躁症患者通常還會嘗試一些較為現代的飲食方式，如特定碳水化合物飲食和原始人飲食法（Paleo Diet）。

乳糖不耐症

早期針對腸躁症患者的飲食建議十分簡單：避免食用某些糖類，特別是乳糖和果糖。這項建議基於觀察到對這些糖類不耐受與腸躁症之間的關聯性。實際上，許多腸躁症患者本身可能並沒有消化乳糖或果糖的問題，而是這些乳糖或果糖在小腸尚未吸收之前，就已被腸道細菌發酵了。

- **糖的種類**：讓我們來看看三種主要的單糖結構——葡萄糖、果糖和半乳糖。這些簡單的糖類被稱為單糖（monosaccharides；

「mono」表示單一,「saccharide」意指糖)。這些單糖的組合會形成雙糖,即兩個糖分子結合。例如,葡萄糖加上半乳糖會形成乳糖。雙糖雖然可以輕易被細菌消耗,但不易被小腸吸收,如果不將其分解成單糖。

你需要乳糖酶將雙糖乳糖分解成兩個單醣:葡萄糖和半乳糖。如果你的乳糖酶不足,你的身體就無法產生足夠的乳糖酶來代謝乳糖。當乳糖酶(酵素)缺乏時,乳糖在小腸中就無法充分被吸收。因此這些未吸收的乳糖進入結腸,隨後被細菌發酵,產生氫氣、二氧化碳、甲烷和硫化氫等氣體。這些氣體會導致乳糖不耐症狀,包括脹氣、腹脹、腹痛以及腹瀉。

- **乳糖不耐症的症狀**:如果你有乳糖不耐症,在喝一杯牛奶或吃冰淇淋或乳酪後的幾小時內,你可能會出現脹氣、腹脹和疼痛和腹瀉的症狀,以及飯後飽脹(飽腹感)和不適(消化不良)。當你避免食用含乳糖的食物時,這些症狀會相對受到控制。這就是科學家所說的「一對一的關係」:一個元素與另一個元素有直接的關聯。

一旦知道症狀的原因——某些食物中的乳糖——最簡單的解決方案就是避免這些含乳糖的食物。這種「避免含乳糖的食物」成為腸躁症最早的限制性飲食之一。然而,你可能會發現某些低乳糖食物可以食用,例如,陳年硬乳酪的乳糖含量較少。帕馬森和艾斯雅格(Asiago)乳酪通常不會引發腸胃不適。如果你愛吃乳酪,你可以考慮上述的乳酪。更多相關資訊請參考第九章,我們在其中提到獨特的低發酵飲食。牛奶和羊

奶及其衍生物的乳糖含量最高，而山羊奶的乳量含量較低，但含量仍然偏高。

你可能會發現乳糖不耐症的症狀與腸躁症相似。研究顯示，腸躁症患者常常出現類似乳糖不耐症的症狀，然而，這些症狀無法評估是否確實為乳糖吸收不良。

- **乳糖酶缺乏的原因**：為何缺乏乳糖酶呢？可能是遺傳性，但這種情況相對較少。更常見的是，在一次感染性腸胃炎之後，小腸內的絨毛（小型指狀突起表面以增加吸收面積）因為腸道上皮（腸道內壁）受到感染而損傷。在絨毛重新生長時，可能無法產生與之前相同數量的酶，包括乳糖酶。

  所有人類的乳糖酶含量都相對不足。從進化的角度來看，人類不一定要喝其他哺乳動物的奶。事實上，人類是唯一例外的哺乳動物。當大多數成人喝下一大杯牛奶時，這時整段小腸都要吸收其中的所有乳糖。在吸收的過程中，乳糖沿著小腸一路傳送下去。重點來了，如果你有乳糖不耐症，原因未必是乳糖酶缺乏。由於需要整段小腸來吸收乳糖，如果你有小腸細菌過度生長，小腸內的細菌可能會消耗並發酵乳糖，從而引發你的症狀。

- **呼氣測試**：我們之所以知道小腸細菌過度生長與乳糖不耐症有關，是因為我們可以透過呼氣測試來診斷乳糖不耐症，就像我們可以用呼氣測試來診斷小腸細菌過度生長一樣。如果你在進行呼氣測試前喝下一杯含乳糖的飲品，我們會在呼氣測試中觀

察到氣體生成量上升。這種上升不是因為你的身體缺乏乳糖酶來分解乳糖，而是小腸中的細菌在你尚未完全消化乳糖之前就已經發酵了乳糖。當我們成功治療小腸細菌過度生長的患者時，其中約有30%至40%最初乳糖不耐症測試結果呈陽性的患者，治療後呈陰性，這進一步證明小腸細菌過度生長與乳糖不耐症有關。

在我們觀察腹瀉型腸躁症患者的乳果糖呼氣和乳糖不耐症的測試結果後，首次提出細菌過度生長會導致早期發酵這個概念。首先，患者接受初步的乳果糖呼氣測試，然後在七天內回診接受乳糖呼氣測試和血糖測量。**我們發現，兩次呼氣測試中產生的氫氣有顯著的關聯，這顯示在腸躁症患者中進行乳糖呼氣測試可能更能反映細菌過度生長，而非真正的乳糖吸收不良**。如今，醫師在測試乳糖吸收不良之前，會先使用呼氣測試來排除小腸細菌過度生長的可能性。

果糖吸收不良

就像乳糖不耐症一樣，如果你知道自己有果糖吸收不良，你可能已經找出如何避開果糖的方法。然而，一些症狀可能依然存在，這可能是小腸細菌過度生長的跡象。與乳糖不同的是，果糖沒有分解的酶。果糖是一種過程相對緩慢被吸收的糖。它與葡萄糖一起穿越小腸上皮（黏膜）進入血液後，由肝臟代謝。果糖吸收不良，過去稱為飲食性果糖不耐症，發生在腸道表面的細胞無法有效吸收果糖的情況。

果糖主要來自水果，如蘋果、梨子、葡萄、芒果和西瓜，以及一些蔬菜，如甜豌豆。它也存在於蜂蜜、龍舌蘭糖漿和許多含有添加糖的加工食品中。事實上，從1970年到1990年，來自高果糖玉米糖漿的攝取量增加了超過1000%。這種攝取量的上升可能導致果糖吸收不良和不耐症的情況增加。

攝入大量果糖會增加小腸中的含水量，並改變腸道的蠕動。此外，存在於蘋果、梨、花椰菜、蘑菇和豌豆中的糖醇（稱為多元醇）也會減緩吸收速度，並增加整段小腸的含水量。如果在食用果糖後出現消化系統症狀，你可能有果糖吸收不良的情況。

由短鏈果糖和單一葡萄糖分子組成的可發酵碳水化合物稱為果聚醣。果聚醣不耐症可能與果糖吸收不良共存，也可能是導致症狀的根本原因。其原理與果糖大致相同。

果糖吸收不良的原因與乳糖不耐症相似，問題在於人體無法分解兩個糖分子之間的鍵結。一般的砂糖是果糖和葡萄糖的雙糖結合。我們人體擁有運送葡萄糖穿越黏膜的轉運蛋白，但沒有有效的果糖轉運蛋白。除非果糖和葡萄糖結合，否則人體無法有效地吸收果糖。這個過程稱為協同運輸（co-transportation）。

含有果糖和葡萄糖的飲料可以快速被吸收。有趣的是，食品業認知到這種果糖和葡萄糖組合的重要性，進而開發多種含有高果糖玉米糖漿的產品，這類糖漿含有一些葡萄糖，但主要成分是果糖。如今市面上充斥著以果糖為主要甜味劑的含糖飲料，其中有些飲料每份含有50公克果糖，這遠遠超出人體自然吸收果糖的能力。果糖最終進入結腸後會引起脹氣，或者被腸胃系統中的細菌先分解並發酵，再次引起脹氣。相較之下，人體小腸前段15英呎內可以快速吸

收50公克葡萄糖，且不會引發不適的症狀。

即使是健康的人也難以應付大量的果糖。在一項研究中，健康的受試者分別攝取25公克或50公克的果糖。結果幾乎所有攝取50公克果糖的人都出現腸胃症狀。看來25公克果糖是一個上限，大多數健康的人可以在一次進食中忍受這個劑量而不會出現不適。舉例來說，半杯葡萄乾、兩杯蘋果汁或冰茶，或是一罐330毫升的可口可樂就含有25公克的果糖。人體吸收果糖的能力有限，可能會因大量果糖而不堪負荷。如果你吃下兩個西瓜，不論你的腸胃功能多好，很可能會出現腹瀉的情況。

無麩質飲食

無麩質飲食排除麩質類蛋白質，麩質存在於小麥、大麥、黑麥及小麥與黑麥的雜交品種——黑小麥中。無麩質飲食對於控制乳糜瀉（麩質不耐症）以及其他與麩質相關的疾病和症狀非常重要。這種飲食在沒有麩質相關疾病的人中也很受歡迎，包括患有腸躁症和小腸細菌過度生長的人。

- **乳糜瀉**：有極少數人對食物中的麩質會產生明顯的發炎反應。如果你在食用含麩質的食物後立即感到疼痛，那你就需要避免含麩質的食物。乳糜瀉是一種免疫系統疾病，會刺激免疫系統反應，損害小腸內壁。久而久之，這種損害會阻礙食物中營養素的吸收，特別是鐵，因而導致鐵不足。大約有0.5%到1%的人患有乳糜瀉。患有乳糜瀉的兒童可能出現生長遲緩，成人則

可能出現關節痛和類似腸躁症的症狀，如腹瀉、脹氣、腹脹及腹痛。如果不及時治療，乳糜瀉患者罹患腸癌的風險會更高。

對麩質或小麥過敏的人（占人口數不到5%），在食用含麩質的食物後也會出現脹氣或腹脹，有時還會腹瀉。如果你對麩質或小麥敏感，並且避免食用麩質和小麥，你可能會覺得症狀有所改善；然而，僅僅避免這些食物可能無法完全解決症狀。在這種情況下，我們不知道這些症狀是否是由小麥中的麩質引起。研究顯示，在過去十年中，對小麥過敏的人口略增，但並未達到流行病的程度。

要診斷乳糜瀉，我們可以進行檢測以檢查某些抗體。我們也可以對小腸進行組織切片，以確定絨毛是否因麩質引起發炎而受損。由於沒有客觀的診斷標準，對於麩質或小麥過敏的情況並不容易診斷。我們認為小腸細菌過度生長在麩質或小麥過敏中有很大的影響，因為含小麥的食物具有高度發酵的特性。如果你患有小腸細菌過度生長並食用小麥，你就會出現症狀。我們許多的小腸細菌過度生長患者認為自己對麩質過敏，並採取無麩質飲食，並且症狀確實有所改善。當我們治療他們的小腸細菌過度生長後，他們對麩質和小麥的不耐受症狀也隨之消失。

與所有糖類和碳水化合物不耐受一樣，小腸細菌過度生長通常是其中的促成因素。對於麩質過敏的診斷充其量只是大致上的診斷。如果你遵循無麩質飲食並限制碳水化合物，你可能會感覺好轉。如果你採取我們的低碳水化合物、低發酵飲食，你的症狀也會改善，且飲食限制較少。

低腹敏飲食（Low-FODMAP Diet）

　　為了改善腸躁症飲食療法，研究人員設計一種全面限制果糖、乳糖、果寡糖和半乳寡糖（果聚糖、半乳聚糖）以及多元醇（山梨醇、甘露醇、木糖醇和麥芽糖醇）的方法，所謂的可發酵的寡糖（fermentable oligo-）、雙糖（di-）、單糖（monosaccharides）和多元醇（polyols），簡稱為「FODMAPs」（在腸道內可發酵的短鏈碳水化合物）。當吸收不良時，FODMAPs會將液體吸入小腸導致腹脹，同時增加液體和可發酵物質進入結腸的速度。

　　正如你現在所知，腸道中細菌對碳水化合物的快速發酵會使氣體增加和腹脹，進而導致腸道蠕動障礙，並出現疼痛、痙攣和腹脹等症狀。如果你有腸躁症，並攝取高腹敏食物，呼吸測試則會顯示你產生的氫氣水平高於健康的人。這表明腹敏食物（FODMAPs）會誘發腸躁症患者的腸道發酵和氫氣產生量增加。

　　腹敏食物存在於小麥、黑麥產品、豆類、堅果、朝鮮薊、洋蔥和大蒜中。我們人體天生缺乏分解果聚糖和半乳寡糖的酶，攝取這些食物越多，發酵和氣體產生的量就會越多，從而導致腹脹、腹痛和排氣過度。

　　低腹敏飲食（Low-FODMAPs）的目標是限制攝取食物中的可發酵的營養素，因為減少可發酵食物可能會減輕腸躁症患者的脹氣、腹脹、疼痛和腹瀉等症狀。隨著時間的推移，低腹敏飲食的概念也逐漸融入小腸細菌過度生長的領域。

　　研究探討限制腹敏食物（FODMAPs）對腸躁症患者的影響，總體上都持正面的結果，並支持整體胃腸症狀有獲得改善。在腹敏

食物概念出現之前,限制膳食果聚糖並不是標準做法。最近的研究已經證實,限制腹敏食物,特別是果聚糖和果糖,可以讓腸躁症獲得更好的控制。

其他研究比較了減少腹敏飲食與傳統腸躁症飲食建議(如避免大餐、減少脂肪攝取以及過量纖維和產氣食物)的效果。這些研究顯示,兩種飲食在減輕腸躁症的嚴重程度上均有顯著的效果,且兩者之間的療效並無顯著的差異。

每個人對腹敏食物的吸收不良程度不同,因此無法以偏概全。一般建議限制腹敏飲食的時間不要太長,通常要在持有執照的營養師指導下,進行為期兩到六週全面排除腹敏食物。美國腸胃學病會建議在飲食開始後的一個月內重新引入各類食物。你對低腹敏飲食的耐受程度可能與他人不同,因此根據個人特定的需求調整飲食非常重要,然後逐步將含有腹敏的食物重新引入飲食中。

請注意,低腹敏飲食可能會改變你的微量營養素攝取量。**採取這種飲食的人可能會經歷視黃醇、硫胺素、核黃素和鈣的攝取量減少。**因此,雖然低腹敏飲食可能改善腸躁症患者的腹脹、脹氣和腹瀉／便秘等症狀,但應避免長期採取低腹敏飲食,以免造成微量營養素缺乏。同樣,低腹敏飲食無法保護你免於腸躁症之苦,因此我們強烈建議不要使用低腹敏飲食來降低罹患腸躁症或小腸細菌過度生長的風險。

隨著時間的推移,低腹敏飲食可能不利於你的微生物群系發展。你的糞便微生物群系的多樣性會減少,而微生物多樣性變少被視為是一種不健康的情況。如果你長期採取低腹敏飲食,結果可能會導致營養不良,進而你的微生物群系也會處於營養不良的狀態。

低腹敏飲食並不容易遵循。如果你決定嘗試這種飲食，請不要自行進行。你需要醫療專業人士的指導，最好在了解這種飲食的腸胃道營養師的指導下進行。

此外，要維持生活一如往常，卻又要遵循低腹敏飲食非常困難。例如，有一個低腹敏飲食的應用程式列出了207種需要避免的食材。你不能吃蔬菜或任何奶油。主要的飲食以肉類和米飯為主。如果你去餐廳吃飯，要找到你可以吃的餐點就是一大挑戰。

其他特殊的飲食

腸躁症患者嘗試的另外兩種特殊飲食，雖然研究不多，但包括特定碳水化合物飲食（Specific Carbohydrate Diet）和原始人飲食（Paleo Diet）。這兩種飲食與我們之前提及的其他飲食有許多相似之處。

特定碳水化合物飲食（Specific Carbohydrate Diet）

特定碳水化合物飲食是無麩質飲食的衍生版本。在這種非常詳細的飲食中，你需要限制複合碳水化合物的攝取，並將攝入的糖分限制為主要為單糖。其核心理念是減少碳水化合物的攝取。複合碳水化合物含有更多的纖維，因此更容易發酵。碳水化合物越複雜，消化就越困難，因而讓細菌有機會消化和發酵，最終導致脹氣和腸胃道症狀。

與低腹敏飲食類似，特定碳水化合物飲食也很難遵循。它與低腹敏飲食非常相似，但相較之下，腸躁症患者並不常使用。一項臨床研究比較了低腹敏飲食與特定碳水化合物飲食對腸躁症患者的療

效，結果發現低腹敏飲食可以緩解症狀，而特定碳水化合物飲食則無法達到相同的效果。

腸躁症患者不一定能適應特定碳水化合物飲食，因為它包含乳製品，例如優格和乳酪，以及乾果，因此許多腸躁症或小腸細菌過度生長患者無法耐受該飲食。其他患者，包括克隆氏症、結腸炎、乳糜瀉和自閉症患者，可能適合特定碳水化合物飲食。儘管目前沒有確實數據支持該飲食在這些疾病的效果，但這種飲食仍擁有大量的追隨者。

原始人飲食（PALEO DIET）

原始人飲食比特定碳水化合物飲食更容易遵循。這種飲食基於人類在舊石器時代（大約250萬至1萬年前）可能會吃的食物。其理念源於早期人類生活在洞穴中，主要食用漿果和肉類，碳水化合物攝取量極少。數百萬年以來，人類並不是農業社會，因此我們的身體天生可能更適合這種飲食。

原始人飲食通常包含瘦肉、魚類、水果、蔬菜、堅果和種子等食物，這些都是過去可以透過狩獵和採集獲得的食物。該飲食限制了隨著農業出現後才普及的食物，例如乳製品、豆類和穀物。這種飲食在網站上有許多資源可供參考，大多數營養師也能提供相關的指導。

原始人飲食的設計初衷是為了減重和體重管理，而非專門針對小腸細菌過度生長。由於碳水化合物含量低，因此含有較少可發酵的食物，這可能讓小腸細菌過度生長患者在初期感覺好轉，因為腸道中的細菌沒有足夠的發酵物質。不過，這種限制性飲食可能會導

致營養不足，特別是在鈣的攝取方面。

總結來說，我們常告訴患者說：「如果你什麼都不吃，你的腸躁症和小腸細菌過度生長就會消失或好轉。」當然這是一句玩笑話，但點出你與腸道細菌共享食物的觀點。飲食限制越嚴格，小腸細菌過度生長患者的反應可能越好，因為可供腸道細菌發酵食物的熱量減少了，但同時也意味著你獲得的熱量也會減少，這對健康不利。顯然，每個人都需要進食才能生存。

像低腹敏飲食這類的飲食計畫可能會讓營養師困惑，更不用說患者和醫師了。現在網路上關於低腹敏飲食的建議可能都相互矛盾；而特定碳水化合物飲食和原始人飲食並不是專為小腸細菌過度生長患者所設計的。

在下一章中，我們將詳細介紹專為小腸細菌過度生長患者設計的低發酵飲食。我們提供簡單但有效的飲食建議，關於如何限制某些食物，同時包括各式各樣你可以在家中和餐廳享用的食物。

第八章

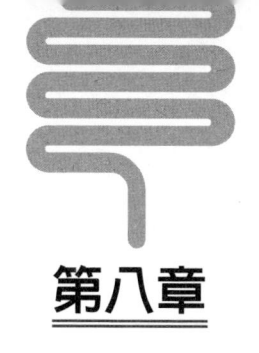

低發酵飲食

在2000年代初期，我們開始為小腸細菌過度生長的患者制定一種飲食計畫，稱為「低發酵飲食」。我們的最終目標是基於對腸躁症和小腸細菌過度生長的科學理解，開發一種適合的飲食方案，但更重要的是，我們希望這種飲食可以讓患者盡可能過正常的生活。透過低發酵飲食，你可以輕鬆旅行，而且在餐廳的菜單上找到你能吃的食物，不需要向服務生詢問無數有關點餐的問題。

我們是以你為出發點而設計這個飲食計畫。你可以做自己，而不必因嚴格的飲食限制而感到負擔；不需要避開所有食物也能享受這種飲食的益處。低發酵飲食是在營養師的協助下共同開發，因此不僅營養均衡，也大幅降低營養缺乏的風險。

低發酵飲食的組成符合當前有關微生物群系的科學知識，包括人體與微生物群系和食物的相互作用，以及腸躁症/小腸細菌過度生長的病理生理學。低發酵飲食不僅關乎你吃什麼，還包括你何時進食，以及如何安排間隔用餐時間，以便讓掃蕩波發揮作用，這也是低發酵飲食的核心原則。

本章節概括低發酵飲食的組成，並介紹一些生活方式的改變，

回顧消化的生理機制，教你何時應該進食、何時避免進食。理解這些概念可能需要一些時間，但一旦掌握了，你就能更有效地管理自己的狀況。

起源

低發酵飲食的概念源於我們對微生物的了解。如果你將一茶匙橄欖油放在桌上，細菌不會在油中生長。但如果你將一茶匙糖（碳水化合物）混入橄欖油中，幾天之後細菌和真菌就會開始發酵並使油變質。碳水化合物是細菌的主要能量來源之一，當細菌發酵碳水化合物時，糖會轉化為氣體，導致小腸細菌過度生長引起脹氣和腹脹。小腸細菌過度生長症狀的主要驅動因素是糖。沒錯，我們需要糖，但細菌也需要糖。如果你能戒除人體無法消化的糖分並限制纖維（難以消化）的攝取，就能減少小腸細菌過度生長的症狀並降低復發的機會。

低發酵飲食

> 低發酵飲食的兩大基本規則：
> 1. 限制含有高碳水化合物或人類無法消化的成分食物，因為這些成分會被細菌消化。
> 2. 間隔4到5小時用餐。

應避免的食物

首要避免的食物包括不可吸收的糖類，例如蔗糖素、山梨糖醇、乳糖醇、木糖醇和甘露醇。人類無法消化這些人工甜味劑，所以他們的熱量全部都會供給細菌。不可消化的糖類必然會導致腹脹。同樣的原因，你也要避免無糖口香糖，因為它通常含有人工甜味劑。

好消息是，你可以食用含有人工甜味劑阿斯巴甜的產品，如Equal甜味劑。阿斯巴甜是一種胜肽而非糖類，可以被人體消化又帶有甜味。如果你喜歡嚼口香糖，你可以選擇葡萄糖（完全可吸收的糖）製成的口香糖，例如Glee Gum和Simply Gum。

不幸的是，食品製造商有時會在食品中添加不可吸收的糖類，消費者往往無法察覺。例如，許多原本使用阿斯巴甜製成的軟性飲料，現在改用蔗糖素，但標籤上通常不會註明「新配方」。我們從腸躁症／小腸細菌過度生長患者的反饋中發現這一點，儘管他們遵循低發酵飲食，腹脹症狀仍然復發。你可能沒有察覺到自己喜愛的飲品已更換甜味劑，但如果你有腸躁症或小腸細菌過度生長，這對你的腸道微生物群系健康就會產生有害的影響。因此，閱讀食品標籤非常重要，特別要留意山梨糖醇、蔗糖素和其他不可吸收的糖醇。

留意隱藏的菊糖（inulin）。菊糖是另一種可能影響腸胃道的食品添加劑。菊糖是一種果聚糖和益生元，這是一種食品中的化合物，可以促進微生物（例如細菌）的生長或活性。它是從菊苣根纖維提取的一種天然膳食纖維，在全麥和一些蔬菜水果中也含有少量，例如蘆筍、大蒜和香蕉。菊糖具有奶油般的口感，因此通常用於降低產品中的脂肪含量。因為它的味道微甜，所以也被用來降低

食品和飲料中的糖分及糖替代品的含量。

和纖維一樣，菊糖可能會引起氣體、腹脹和腹痛，特別是如果你有腸躁症或小腸細菌過度生長。菊苣根纖維會通過小腸，並在大腸中被細菌發酵。對菊糖較敏感的人可能需要限制其攝取量。

然而，菊糖對消化確實有一些益處。它似乎有助於緩解便秘，並能增加腸道中有益的雙歧桿菌和乳酸菌的數量。

不幸的是，製造商不需要在產品標籤上註明菊糖的含量。相反，你會在營養成分表的總膳食纖維中找到菊糖。如果某種通常不含纖維的食品或飲料（例如優格或調味水）將菊糖列為唯一的纖維成分，那麼膳食纖維的含量就是告訴你添加了多少公克的菊糖。

如果某種食品，例如穀物或穀物棒，使用全穀或其他富含纖維的成分，則可能很難判斷有多少纖維來自於菊糖。你可以查看成分列表，看菊糖出現在哪個列表上。它可能被列為菊糖、低聚果糖、富含低聚果糖的菊糖、菊苣根纖維、菊苣根提取物或果聚糖。成分按重量列出，因此如果菊糖在列表的前面，則表示添加的量較高。一般來說，標籤上的成分越少，對你的健康就越好。

限制不可消化的含碳水化合物食物

當你想到不可消化的碳水化合物時，你會想到纖維。纖維是一種無法被人體分解的碳水化合物。它不是以原型通過消化系統（不可溶纖維）就是在結腸中被腸道的細菌發酵（可溶纖維）。纖維存在於完整的植物性食品中，包括水果、蔬菜、豆類、堅果、種子和全穀物。它也可以被提取出來並添加到加工食品和纖維補充品中（參見上述的菊糖）。

一般來說，如果你有腸躁症或小腸細菌過度生長，你需要限制或避免高纖維食物。當我們建議減少飲食中的纖維時，無論是可溶性纖維或不可溶性纖維都包含在內。減少纖維意味著小腸中的氣體量會減少，你需要少吃一些含纖維的蔬菜，例如十字花科蔬菜、高麗菜、酸菜、抱子甘藍和綠花椰菜。

更重要的是，注意那些難以消化較簡單的碳水化合物。碳水化合物越簡單，它們在腸道中分解和吸收的速度就越快。然而，如果人體無法分解這些簡單形式的糖鏈，這些糖就會被細菌迅速分解與利用，導致氣體產生更快，進而引發腹脹和疼痛的不適症狀。我們將這些食物視為絕對的「禁忌」，因為它們會加速小腸細菌過度生長和腸躁症的症狀惡化。一些要避免的碳水化合物包括黑豆、斑豆、腰豆和白羽扇豆（lupini beans）。鷹嘴豆（鷹嘴豆泥的主要成分）可能刺激性很強；小扁豆是素食者和某些亞洲文化中的重要蛋白質來源，但當患有小腸細菌過度生長時，這些豆類會成為最嚴重的刺激因素之一。

在此要特別提及牛奶和其他乳製品，如優格和乳酪，因為大家都知道它們會導致脹氣和腹脹。乳製品含有乳糖，這是一種容易引發問題的糖。人類可以消化一定量的乳糖，但會因人的種族背景和年齡而有不同「量」的差異。隨著年齡增長，你的乳糖消化能力會下降。如果你無法消化這種非常簡單的糖，腸道中的細菌肯定會代勞，因而產生氣體。食品業深知這個問題，因此開發許多不含乳糖的牛奶、冰淇淋和其他產品。但要小心：一定要檢查成分表。你可以吃無乳糖冰淇淋，但要注意其中是否添加了三氯蔗糖或菊糖。

第八章　低發酵飲食

控制進食時間

- **掃蕩波**：保持腸胃道掃蕩波的規律運作極為重要。這些掃蕩波（如前幾章提及）有助於保持小腸清潔並減少腸內細菌。值得注意的是，掃蕩波僅在斷食期間出現。消化階段在進食後一到四小時內結束，隨後掃蕩波週期啟動。**根據這個時間範圍，我們建議每餐之間間隔四到五小時，這是實踐低發酵飲食的一部分。**這樣在每餐之間至少可以產生一次掃蕩波。這個定時斷食空檔有助於小腸清除細菌與殘留食物，以及為了將食物推動到腸胃道中所分泌的殘留酶。

  小腸細菌過度生長患者的掃蕩波次數通常會減少，因此餐間的斷食期不一定會像正常人一樣每次間隔都能產生掃蕩波。然而，在兩餐之間吃零食是禁忌。如果每兩小時就進食一次，你的小腸將無法有效清除殘留食物（即使你沒有小腸細菌過度生長或腸躁症），這樣一來食物就會堆積。如果你的腸道蠕動功能不佳，結果就會導致小腸內的細菌過度生長。哪怕只有一口食物也會影響你的掃蕩波！

- **用餐時間**：對大多數人而言，夜間是最長的斷食時間。因此，小腸的掃蕩波在夜間出現最多次，身體可以清除更多的細菌。睡前進食會將小腸從「清潔模式」轉換為「進食模式」，這會使清除細菌的時間減少。避免在臨睡前進食，也不要半夜起來吃東西。哪怕只是吃少量食物，也會停止清潔功能並啟動進食模式。如果凌晨三點醒來感到飢餓並進食，即使只有少量食物，也會重新設置小腸的節奏，從而打亂掃蕩波的週期。

讓我們快速回顧一下人類的演化。在北美，居民生活在平原上，捕殺和食用水牛等野生動物，以及根莖和蔬菜類。當時無法冷藏食物，人們只能吃當天捕獲或採集的食物。這就是我們在進化過程中所經歷的「飽餐與飢餓」環境。早期人類有時一天大吃特吃，然後可能要在隔一兩天，直到下一次狩獵成功才能再次進食。掃蕩波就是在斷食期間啟動，因此如果你持續進食就會中斷這個過程，以至於腸道運作異常。

- **零食**：零食在人類文化中是相對較新的現象。它始於二十世紀，隨著冷藏技術的發明而興起，現在已成為我們文化中不可或缺的一部分。許多工作場所現在都設有廚房和自動販賣機，零食往往遍布整個工作環境。電視廣告經常出現在一個在工作中感到疲憊的人，隨手抓起一根糖果棒來補充能量。零食未必是健康的習慣，對於小腸細菌過度生長的患者來說尤其不利。

- **飲品**：如果在兩餐之間喝咖啡或水會如何？一般來說，這是可以的，因為飲料不會轉變為進食狀態，因此不會影響掃蕩波。在餐與餐之間，我們建議喝黑咖啡、茶或純水。

　　水非常重要。雖然目前人們強調要多喝水，但飲水過量也可能有害。適量飲水有助於促進腸胃道蠕動，並幫助小腸蠕動。

　　特別要留意一些迷思。便秘患者常常一天喝很多水以促進排便，但效果不彰！例如，我們曾有一位便秘嚴重的患者（每兩週只排便一次）。為了幫助排便，她曾經有一段時間每天喝

兩到三加侖的水，結果她的血液中鈉濃度嚴重降低，最終導致住院治療。

水是我們生存的關鍵。人類的腸道幾乎可以吸收你所攝入的任何水分。我們那位便秘患者喝水的速度超過腎臟的處理能力，但卻不及小腸的吸收速度。最終的結果是血液被稀釋，這可能危及生命。順帶一提，儘管她喝下大量的水，她的便秘問題依然沒有改善。

例外的做法是：你可以將水加到纖維中作為治療便秘的方法，因為纖維會吸收水分，使糞便保有更多的水分。然而，這個方法對小腸細菌過度生長患者來說無效，因為纖維會導致脹氣。

目前有一些新「潮流」飲食可能有助於小腸細菌過度生長患者，例如廣受歡迎的18小時斷食法，這種方法每週只吃兩到三次。然而，在我們的治療方法中，我們不建議這種進食方式。如前所述，如果你不進食，你的小腸細菌過度生長會有所改善，但每個人都需要進食！

如果你患有腸躁症或小腸細菌過度生長，我們建議你每天吃兩到三餐不同的飯菜，間隔四到五個小時。這並不意味著你要少吃東西，只是減少進食的頻率。

一般營養指南

現在你對腸胃道的運作有了更深入的了解，你也知道可以透過飲食來管理小腸細菌過度生長。在規劃餐點時，請遵循本書最後附

錄中關於選擇食物和避免食物的指南。以下是一些樣本菜單，協助你規劃每日的膳食。

早餐

- 一顆完整的雞蛋，加上第二顆雞蛋的蛋白，炒熟。搭配一片黑麥麵包或酵母麵包。你可以將炒蛋換成水煮蛋，放在炒菠菜上，搭配酸麵團英式鬆餅
- 莓果（一把）
- 茶或咖啡搭配無乳糖牛奶

或

- 爆米香脆片（Crispy rice cereal）搭配無乳糖牛奶
- 莓果片，撒上碎核桃
- 茶或咖啡搭配無乳糖牛奶
- 水

或

- 無乳糖茅屋乳酪搭配半顆木瓜
- 一份酸麵團英式鬆餅
- 切片有核的水果（自選）
- 茶或咖啡搭配無乳糖牛奶

午餐

- 烤鮭魚配白飯，搭配蕃茄、洋蔥、櫛瓜和甜椒，用橄欖油清炒
- 鳳梨和柳橙水果沙拉

- 水（無糖水果飲Crystal Light含阿斯巴甜，自選）

或

- 單面三明治：切片新鮮火雞肉配酪梨片，搭配黑麥、酸麵包、馬鈴薯或法國麵包
- 加入一片硬乳酪，如陳年切達乳酪（自選）
- 搭配小黃瓜和蕃茄沙拉佐巴薩米克香醋醬
- 一份水果

或

- 玉米餅
- 一片或兩片烤火雞
- 一片酪梨

或

- 前一天晚上的剩菜（這對在工作或在家中吃午餐都很方便。）

晚餐

- 用檸檬、鹽和胡椒調味的鮭魚
- 用洋蔥和橄欖油拌炒冷凍玉米
- 四或五顆新鮮蕃茄，切碎
- 新鮮羅勒
- 將鮭魚烤至半熟。將玉米和蕃茄放入炒鍋中拌炒五分鐘，加入新鮮切碎的羅勒後裝盤。最後將烤好的鮭魚放在蔬菜盤上
- 白酒

或

- 烤全雞配胡蘿蔔和小馬鈴薯
- 在橄欖油中加入一茶匙鹽、胡椒和辣椒粉（用於雞肉表皮上色）、少許柳橙汁或白葡萄酒（自選）調勻後，將醬汁塗抹整隻雞
- 將烤雞放在烤盤上，周圍加入切好的胡蘿蔔和小馬鈴薯
- 烤箱以190℃／375℉烘烤1個半小時（檢查是否全熟）
- 搭配白米飯（自選）

或

- 雞肉搭配茄子和沙拉
- 將一顆檸檬汁淋在整隻雞切塊的表面。以中大火烘烤雞塊。將撒上迷迭香的馬鈴薯塊放在烤架的周圍。
- 將切成長條狀的茄子以180℃／350℉烘烤，並加入檸檬汁和切碎的大蒜，烘烤到變軟。
- 準備一小份生菜沙拉。淋上橄欖油、紅酒醋和黑胡椒粉。加入小蕃茄、酪梨片和小黃瓜（去皮）。
- 水

或

- 烘烤冬季根莖類蔬菜
- 將胡蘿蔔和防風草去皮，大致切塊，放入碗中。加入切塊的山藥和馬鈴薯。加入橄欖油，用海鹽和胡椒調味。放入烤盤以200℃／400℉烘烤20分鐘。烤好後撒上新鮮的歐芹。

第八章　低發酵飲食

低發酵飲食調整

「我不能吃蔬菜，」56歲的律師貝絲說。「吃了我會脹氣。每次我去沙拉吧，我都不知道自己還能吃什麼。」

- **蔬菜**：如果你有腸躁症，你不必完全戒除蔬菜！在蔬菜的碳水化合物中，你可以吃像茄子、蕃茄和櫛瓜等蔬菜。我們建議你食用我們稱之為「根和果」類的食物，因為它們對於腸躁症或小腸細菌過度生長患者不會造成太大困擾。如果想吃沙拉，你可以試試希臘沙拉或伊朗西拉吉沙拉，裡面有小黃瓜、蕃茄和少量洋蔥，而不使用萵苣生菜。

　　根莖類蔬菜，例如馬鈴薯、甜菜和胡蘿蔔，這些往往是較簡單的碳水化合物。地瓜含有更多的纖維，屬於我們的自選清單。甜椒嚴格說來是屬於水果，也是可以食用。

　　你可以將少量洋蔥（作為調味料）與牛絞肉混合製成漢堡。少量的大蒜也可以接受。你還可以使用鹽、胡椒和薑黃來調味。

　　有些SIBO患者可以耐受少量的大蒜。大蒜除了有益消化之外，對健康也有許多益處，因為它是一種抗氧化劑和抗發炎劑。根據每個人的飲食需求進行個別化的調整非常重要，為了整體的健康，這也是為何不應該對飲食產生狹隘偏頗的看法。一些腸躁症和SIBO患者會排除大蒜，因為他們認為大蒜是低腹敏飲食中禁止的食物，所以不應該食用。

- **蛋白質**：在低發酵飲食中，你可以吃牛肉、雞肉或魚類等蛋白質，但如果在餐廳用餐，這些食物可能會用奶油或其他被禁止的產品烹調，因此要小心，並確實詢問服務生菜餚的烹調方式。我們希望菜單上能明確標示，這樣你就不需要詢問；例如，總匯三明治就沒有問題。

  我們建議避免乳製品，因為乳糖是一種難以消化的糖。目前市面上有許多無乳糖的選擇。大多數小腸細菌過度生長患者可以食用無乳糖的牛奶、乳酪或冰淇淋，但要確保冰淇淋或義式冰淇淋中沒有添加蔗糖素。

  如果你喜歡乳酪，你可以選擇硬質熟成的乳酪，如切達、高達和艾斯亞格（Asiago）乳酪。這些乳酪經過多年發酵，通常已不含乳糖。如果葛瑞爾（Gruyère）乳酪是100%無乳糖和無麩質則可以接受。避免食用軟起司，如布拉塔（burrata）乳酪或奶油乳酪。小腸細菌過度生長患者通常能耐受素食乳酪，不過，要注意替代乳酪是否是用大豆製成的，因為大豆需是一種要避免的蛋白質。

- **酒精**：在低發酵飲食中可以飲酒嗎？可以，但要留意混合飲料中可能含有龍舌蘭糖漿、蔗糖素或甜菊。如果飲料混合汽水，請確保汽水不含人造糖。通常苦酒的耐受度較高，因此小酌是可以的。

  一般來說，腸躁症患者對白酒的耐受度比紅酒好，以及啤酒花較少和較淡的啤酒如拉格（lagers）或比爾森（pilsnes）啤酒，而不是黑啤酒或更濃烈的艾爾（ales）啤酒。

特殊情況

某些特殊情況要盡可能遵循低發酵飲食，這一點非常重要。

搭機旅行

當你長途飛行時，你的大腦和腸道都會受到時差的影響。紊亂的生理節奏不僅會影響大腦功能，也會影響腸道功能。長途旅行後，你的腸道需要一些時間來適應，可能會經歷更多的不適和腹脹。你可以這樣解釋：**腸道的掃蕩波部分受到生理時鐘的影響**。這些掃蕩波主要在夜間睡眠時產生。如果你飛越半個地球，晝夜顛倒，這可能會導致掃蕩波失調。

我們的一些小腸細菌過度生長患者曾嘗試服用褪黑激素（調節睡眠—清醒週期的激素）來避免時差影響，但他們認為效果不明顯。我們建議你盡快調整好當地的時區。例如，如果你知道降落時是晚餐時間，你可以計畫在飛機上將餐點當作午餐來吃。記住，每餐之間需要間隔四到五個小時（見圖表8.1）。

氣壓也是一個影響因素。當飛機升空後，機長會調整艙內氣壓，但這並非百分之百完美，這就是為何耳朵會感到壓力變化而耳膜脹痛的原因。空氣被困在中耳內，當氣壓降低時，中耳內的空氣膨脹，耳內感受到壓力。透過打哈欠或吞嚥，你可以平衡耳內耳咽管的壓力，當耳內的壓力與機艙內的壓力相同時，此時耳內的壓力感就會消失。

圖表8.1 小腸細菌過度生長飲食管理的進食間隔方案

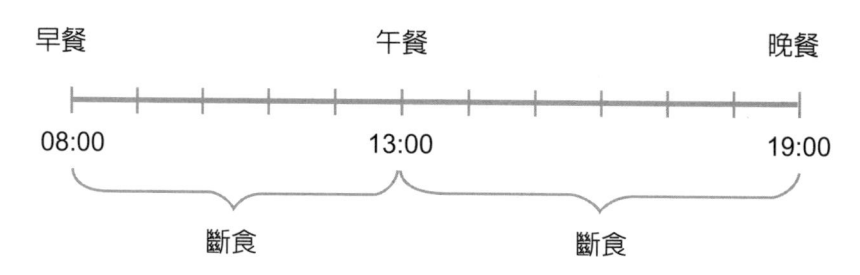

```
早餐              午餐              晚餐
|————————————————|————————————————|
08:00            13:00            19:00
      _____/          _____/
        斷食               斷食
```

你的小腸可沒有這種優勢。如果小腸內有大量的氣體，當飛機升空時，這些氣體會膨脹，並且可能使你嚴重腹脹，你無法打嗝或排氣。關鍵是在登機前儘量減少小腸中的氣體。許多腸躁症患者會盡量在飛行前兩到四小時內避免進食（如果可能的話）。

如果你必須進食，請在飛機處於穩定高度時進食（即可以使用大型電子設備的時候），而不是在剛登機後。務必攜帶自己的食物上飛機；現在大多數機場都有提供優質的健康食物選項。在飛機上，你可能只有低品質的零食選擇。飛行的最大諷刺在於，他們讓你待在一架氣壓較低的飛機上，然後給你汽水或配有鷹嘴豆泥的扁豆薯片小吃。這些對小腸細菌過度生長患者來說都不適合，反而只會讓你的腹部因氣體而膨脹。

高空

如果你有腸躁症或小腸細菌過度生長，當你在8,000到10,000英呎的高空時，你可能會感到腹脹，並且可能會出現小腸細菌過度生長的症狀。高海拔的影響類似於長途飛行。要有心理準備，在高海拔環境中一開始你可能會不舒服，因此要做出明智的選擇，遵循低發酵飲食尤其重要。

第八章　低發酵飲食　　149

輪班工作

輪班工作者一週上日班，下一週上夜班，往往難以維持腸道的生理節奏。我們對生理時鐘基因越了解就越意識到，輪班工作者幾乎不可能遵循保持掃蕩波正常的飲食。就像長途旅行一樣，輪班工作會使生理時鐘改變，這時你的身體就無法預知掃蕩波何時出現。

除了睡眠對腸道蠕動的直接影響外，睡眠在調節食慾和我們渴望食物方面也非常重要。**睡眠不足會導致瘦體素（leptin）水平降低，而飢餓激素（ghrelin）水平升高，最終結果是食慾增加**。還有一些我們尚未完全了解的原因，睡眠不足還會增加內源性大麻素（endocannabinoids）的水平，進而增加我們對脂肪和糖的渴望，類似於使用大麻增加食慾。這種飲食行為的變化對小腸細菌過度生長和腸道微生物群系有不利的影響。

為了避免腹脹，患有小腸細菌過度生長的輪班工作者需要遵循計畫。在清醒時，他們要採取低發酵飲食；在下班時，他們要找時間進行八小時斷食，即使他們沒有睡覺。

宗教齋戒

像是猶太教在贖罪日（Yom Kippur）進行25小時的斷食之類的宗教齋戒，我們通常建議在結束斷食時不要暴飲暴食或吃得太快。保持水分也很重要。許多人會先喝甜飲料或果汁，但我們建議選擇飲用水。大多數在打破斷食時供應的食物都含有碳水化合物，因為人們認為需要迅速提高血糖。這是一種錯誤的觀念，除非你是糖尿病患者。均衡的高蛋白飲食最適合在斷食後食用。

在穆斯林的齋戒月期間，人們在日出前早起，整天不吃不喝。

日落後，他們才進食。我們建議保持良好的水分攝取，並採取高蛋白、相對低碳水化合物的飲食。烤肉和雞肉是好的食物選擇；對於有腸躁症的人來說，鷹嘴豆泥則不是一個好選擇。

身處壓力的情況

23歲醫科學生羅伯特說：「我的腸躁症會在期末考期間發作。我熬夜念書，只睡幾個小時，靠著喝汽水和咖啡保持清醒，還在凌晨3:00叫一份披薩邊吃邊念書，而且我還一直吃零食。」

常見的壓力情境，例如考試、工作面試、親人住院、婚禮或訂婚派對，甚至一般的聚會，都可能影響你的腸道平衡。當面臨壓力時，我們經常會改變飲食和睡眠習慣，這可能導致排便習慣改變。我們可能會吃更多零食，尤其是甜食、睡眠更少、吃不健康的食物，運動量也變少。在大多數情況下，這些日常習慣的改變是壓力下腸躁症發作的主要原因。舉例來說，我們的醫科學生羅伯特即使沒有考試，但由於日常生活巨大的改變，也可能會引發腸躁症發作。我們建議你盡量不要改變飲食習慣，保持健康飲食，避免零食和汽水，並多喝水以保持水分。

如果你從過往經驗中知道自己的症狀可能會非常嚴重，例如在工作面試前出現腹瀉，我們建議你在面試前一晚提早吃晚餐，然後斷食八到十小時。面試當天你可以喝水和咖啡。

如果你有嚴重腸躁症並即將在一個月內結婚，你可以採取低發酵飲食，或者考慮元素飲食。你可能希望減重並擁有平坦的小腹。

元素飲食可以幫助你達成這兩個目標，同時控制症狀。這是一個極端的選擇，但適用於你知道即將面對的壓力事件。

在婚禮或任何提供食物的派對上，通常會不斷供應開胃菜。避免食用含有乳酪的食物，並盡量不要吃太多。好的選擇包括牛肉小漢堡或串燒蝦和雞肉。對於小吃，選擇以蛋白質為主的菜餚，例如薄脆餅搭配火腿、香腸、雞肉或蝦。如果你要飲酒，選擇清淡的雞尾酒會比混合飲品更好。

運動員

強尼是一名剛從高中畢業的明星跑衛，招募他的大學橄欖球教練要求他增重20磅。強尼說：「教練建議我每天喝兩公升牛奶。他說如果我想成為首發球員，就必須增加體重。他對我是否有鍛練和增肌並不在乎，只是想要我變得更重。」強尼在17歲時被診斷出患有小腸細菌過度生長。「我知道我不能喝一般牛奶，否則我會脹氣，所以我喝無乳糖牛奶，一天分三次喝，結果增加了15磅。教練很高興，我也成功進入了球隊。」

運動訓練的多種面向可能讓低發酵飲食的執行更加困難。我們有些患者是健美運動員，有的在訓練長跑，或是定期練瑜伽。根據他們訓練的強度，每個人都有不同的營養需求。如果你只是週末運動或隨性鍛鍊，通常不需要大幅改變飲食習慣。但如果你正在積極訓練或參加比賽，或是經常進行高強度的體能活動，對於小腸細菌過度生長患者來說，食物選擇可能是一項挑戰。訓練期間你需要更多的碳水化

合物來提供能量，也可能需要更頻繁地進食。正如我們之前提到的，最好是多量但少餐，避免頻繁進食，以減少腹脹的情況。

如果你是運動員，你可能需要一天吃三頓大餐，但又不希望在肚子塞滿食物的情況下去跑馬拉松。因此，你要找到自然的平衡。一旦結束當天的進食，就要等到隔天早餐才進食。對於小腸細菌過度生長的患者，我們建議盡量延長兩餐之間的間隔時間。夜間至少8個小時不進食。如果你在凌晨2點醒來吃東西，這可能會導致細菌過度生長。

補水飲品

對小腸細菌過度生長或腸躁症患者而言，補水飲品是一大挑戰。這些飲品通常含有果糖或高果糖玉米糖漿和葡萄糖，可以提供更多能量；然而，這些成分也容易引起腹脹和脹氣。即使是沒有小腸細菌過度生長的人，一次喝兩瓶開特力（Gatorades，一種能量運動飲料，又譯作佳得樂）也可能會有一些腹脹感。一些製造商在能量飲料中添加菊糖（纖維）卻未告知消費者，正如之前提及，這種纖維也會導致腹脹和脹氣。因此，在選擇能量飲品時要仔細查看成分標籤。如果你要參加10公里比賽或馬拉松，請務必謹慎選擇補水和能量來源。如果你因小腸細菌過度生長而導致腹脹，這可能會影響你在比賽中的表現。

果汁

時下流行的時尚飲食法，例如現榨果汁深受運動員喜愛，但鮮

第八章　低發酵飲食　153

果汁可能不是一個好選擇。果汁通常含有過多的碳水化合物，特別是果糖。綠色果汁可能含有大量的綠色葉菜纖維，這可能會引發脹氣和腹脹。我們並不是說現榨果汁不健康，但對於易脹氣的小腸細菌過度生長患者來說，這可能不太適合。

避免脹氣和腹脹

脹氣和腹脹會嚴重妨礙耐力。如果你在比賽當天因為飲食而出現脹氣，橫膈膜下方的壓力可能會影響氧氣的傳輸。腹脹會使呼吸變得更困難，進而影響你的競賽能力。這也是為什麼要盡量減少脹氣的另一個原因。

跑者通常會在比賽當天禁食以減少脹氣。對於患有小腸細菌過度生長的人來說，這種作法有利有弊。你不希望在比賽當天出現脹氣，因為這會降低氧氣交換的效率。但如果禁食，你可能沒有足夠的碳水化合物來提供快速能量。如果採取低發酵飲食的原則，你的身體會有充足的碳水化合物儲備量，即使是長時間的比賽也足夠，這才是最佳的選擇。

你也可以借鏡職業冰球選手的做法。如果你是冰球迷，你可能會看過職業選手在輪換休息期間，將瓶中的液體擠入口中，但並未吞下而是吐出。飲品中的葡萄糖會在舌下被吸收，這些碳水化合物為他們提供額外的能量。這種方法對於小腸細菌過度生長患者可能很有幫助，因為你並未在比賽中實際喝下或吸收糖分。如果只是漱口後吐出，你仍然可以獲得所需的碳水化合物，但不會餵養腸道中的細菌。不過這僅限於純葡萄糖飲品，而且不太容易找得到。

一些運動員會喝蛋白質奶昔來增肌，但大多數市售蛋白質粉含

有蔗糖素或其他不適合的人工甜味劑。製造商使用這些不可吸收的甜味劑使飲品更易入口，但這可能會讓你一整天都感到脹氣。選擇含有葡萄糖或右旋糖的蛋白質粉，而非果糖、蔗糖素或山梨糖醇，並避免含有像菊糖等益生元的產品。我們推薦乳清蛋白分離物，這是一種由牛奶提取的蛋白質，如果是純乳清蛋白，應該只含微量的乳糖。對於素食運動員，我們推薦豌豆蛋白。

純素食者（Vegans）

患有小腸細菌過度生長的素食患者要面臨充滿挑戰的情況。他們的主要能量來源是碳水化合物和大豆蛋白，這些食物對他們來說都具有挑戰性。許多素食者依賴扁豆和豆類作為蛋白質來源，但這些並不是小腸細菌過度生長患者的理想食物。一般來說，素食者很難遵循任何針對腸躁症的飲食。

其他選擇

然而，純素食者確實有選擇。低發酵飲食可以食用植物性蛋白，如豌豆蛋白，這種蛋白現在很容易獲得，且比其他純植物性蛋白更可口。不含甜味劑的堅果和堅果醬也是素食者的優質蛋白質來源。由於堅果醬往往會加入甜味劑，所以要查看標籤上的糖類成分，避免任何含有果糖或三氯蔗糖的產品。低發酵飲食也可以食用某些蔬菜和水果（詳見附錄）。

純素食者常常感到飢餓，因為植物性蛋白質和脂肪需要較長時間才能在胃中被壓碎、研磨並分解。這讓他們不容易有飽足感，進

食後兩到三小時可能會再次感到飢餓。這種飢餓感可能會導致他們養成一整天吃不停的習慣，從而增加細菌過度生長的風險。患有小腸細菌過度生長的純素食者應該盡量間隔用餐時間，讓腸道掃蕩波（清腸運動）有充足的時間運作。

蛋奶素食者（Vegetarians）

對於患有小腸細菌過度生長的蛋奶素食者來說，情況稍微容易一些。根據你所遵循的素食方式，你可以攝取牛奶、雞蛋或甚至魚類和海鮮。食物來源的原則與素食者相同，只不過蛋白質來源較為豐富。低發酵飲食允許無乳糖的乳製品，甚至可以使用無乳糖牛奶來烘焙。雞蛋或蛋白是另一個極佳的蛋白質和能量來源。為了限制飲食中的脂肪量，你可以選擇使用蛋白而非全蛋。此外，乳清蛋白也是一個不錯的選擇。

對於患有小腸細菌過度生長的蛋奶素食者來說，最佳的蛋白質來源包括無乳糖的茅屋乳酪、堅果、花生醬、杏仁和綠豌豆。少量的大麻籽、奇亞籽和藜麥也可以。就像純素食者一樣，扁豆和豆類對小腸細菌過度生長患者來說並不適合。

我們的純素食和蛋奶素食患者非常有創意，他們向我們發出挑戰，要求我們學習新的蛋白質來源。他們會去天然食品商店，發現一些一般人不知道的獨特食物，如斯佩爾特小麥（spelt）。斯佩爾特小麥是一種古老的穀物，與小麥相似，是蛋白質、膳食纖維、多種B群維生素，以及多種礦物質優質的來源。在低發酵飲食中，你可以少量食用斯佩爾特小麥，但由於斯佩爾特小麥含有纖維，不能

吃太多。我們會與患者合作，根據個別的情況量身定制並監控他們的飲食，以確定他們能夠耐受多少斯佩爾特小麥。

糖尿病

對於患有糖尿病且同時有腸躁症／小腸細菌過度生長的患者，我們的一般建議是避免發酵性食物，然而，有益心臟健康的飲食通常仰賴大量的纖維和綠色蔬菜，以保護心臟免受糖尿病可能帶來的損害。但這可能會導致脹氣，如果攝取過量的蔬菜和水果。

許多營養師非常了解糖尿病、高血壓和心臟疾病的飲食，但對於腸胃疾病的飲食可能不太熟悉。建議你找一位同時熟悉腸躁症相關飲食和糖尿病的營養師，並與他們分享低發酵飲食的詳細資訊。同時，告知你的主治醫師關於你的飲食選擇，以確保全面的醫療照護。

糖尿病患者通常被告知要避免高果糖食物，這與低發酵飲食的原則一致。在低發酵飲食中，我們提供許多對糖尿病患者有益的健康選擇，包括綠色蔬菜，如羽衣甘藍、菠菜和芝麻菜，以及覆盆子、藍莓和黑莓。但要避免食用桑葚，因為含有較高的果糖。如果你患有小腸細菌過度生長，則要減少一些通常在糖尿病飲食中推薦的蔬菜，如甘藍、蘿蔓生菜、花椰菜和豆類。你可以選擇其他健康的替代食物。請參見本書後面的低發酵飲食指南附錄。

如果你出現低血糖並需要迅速補充糖分，你可以使用葡萄糖飲品或葡萄糖錠，這些可以直接在口腔內被吸收，不會進入小腸。這樣就能提升你的血糖，你不會感到腹脹，也不會啟動胃腸道的進食模式。

低發酵飲食生活方式

如果你採取低發酵飲食的簡單原則——避免不可消化的糖類，並間隔進食的時間——你會發現這是一個容易遵循的計畫。如果不小心吃了計畫外的食物，不必驚慌。一兩次的破例不會引發細菌過度生長，但你可能會有24小時的脹氣。不過，如果經常偏離計畫，則會導致顯著的細菌生長。

低發酵飲食的重點不是要讓你抓狂，而是要讓你放鬆，過正常的生活。我們不希望你爲了能吃或不能吃什麼而備感壓力。

近二十年來，我們一直提倡低發酵飲食法。這個計畫可以在保持良好營養的同時緩解小腸細菌過度生長的症狀，但我們要強調，光靠飲食無法治癒小腸細菌過度生長。即使嚴格遵循低發酵飲食，飲食本身也無法消除細菌過度生長。

管理小腸細菌過度生長有多種方式，其中最複雜和具挑戰性的是飲食。這可能會讓患者和醫師感到困惑，因爲我們每天都必須因各種原因處理飲食問題。僅靠低發酵飲食無法完全解決小腸細菌過度生長的問題，但它可以給你明確的指引，協助你處理小腸細菌過度生長。

根據你的基本病症、症狀的嚴重程度，以及你遵循計畫的程度，改善的幅度會有很大差異，從10%到70%不等。大約有80%到90%的患者在採取低發酵飲食後會有一些改善。對於那些改善有限或沒有改善的患者，可能需要考慮是否有其他潛在的問題。

下一章我們將介紹如果在管理小腸細菌過度生長和改變飲食後，你的症狀仍未好轉，你可以採取哪些措施。

第九章

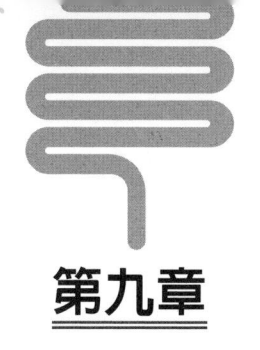

我還沒完全好，那我該怎麼辦？

十多年前，轉診到我們這裡的患者較少接觸微生物群系療法，因此治療起來相對容易。如今情況有所改善。許多醫師在患者的早期照護便採用如抗生素利福昔明（rifaximin）等療法。然而，我們現在遇到的患者情況更加複雜，因為第一線療法對他們已經無效。所有患者都曾看過其他醫師，包括腸胃科專家，但仍未能解決他們的腸躁症或小腸細菌過度生長的問題。這些難以治療的病例一開始看似不樂觀，然而，還是有其他方法可以幫助他們改善症狀。

當我們遇到這種情況時，我們會根據你的症狀進行更深入的病史和身體檢查，以找出是否還有其他的問題，或是否有與腸躁症或小腸細菌過度生長之外其他的因素而加重你的病情。我們通常會問患者：「什麼症狀讓你最不舒服？」有些患者即使接受了小腸細菌過度生長的治療，仍然還會出現腹瀉的情況；有些則沒有腹瀉，但依然感到腹脹，或是有腹瀉但沒有腹脹。對於便秘的患者，雖然腹部脹氣有所改善，但仍然會有排便不完全的感覺。

我們會在那些對標準小腸細菌過度生長治療無反應的患者身上尋找特定症狀的具體原因。有些藥物可以針對這些症狀加以改善。本章將介紹我們對標準腸躁症／小腸細菌過度生長治療方案無反應的患者所使用的其他療法。這些療法不是萬靈丹，但如果你需要緩解，它們可能會有所幫助。我們也會討論除了腸躁症和小腸細菌過度生長之外，其他可能引起或加重症狀的疾病。

薄荷

薄荷已被證實有助於緩解腸躁症的症狀，而且我們也在我們的腸躁症患者中看到其療效。

薄荷似乎有多種效用。它是一種鈣離子通道阻斷劑。鈣離子通道對於血管肌肉（即血管壁中的肌肉）至關重要。鈣離子通道阻斷劑經常用於心臟病患者，因為它們可以鬆弛受影響的血管，從而降低血壓。

薄荷在腸胃道中可發揮局部的作用。它能阻斷從食道一直到直腸的平滑肌鈣離子通道（如果它能到達那麼遠），並在移動過程中放鬆肌肉。即使口服少量薄荷，其活性成分（L-薄荷醇）也能使口腔中的辛香感應器感受到清涼。透過放鬆腸道肌肉，薄荷可以緩解痙攣。

薄荷茶可能有助於緩解你的腸躁症，但目前尚不清楚它是否會影響小腸，因為大部分的薄荷成分會迅速被吸收。如果你對薄荷茶有反應，但症狀仍然持續，那麼薄荷油的配方可能對你會更有效。市面上目前有多種腸溶包衣的薄荷油配方可以讓薄荷油在小腸中釋

放。我們已觀察到它對腹脹、腹瀉和腹部痙攣等腸躁症的症狀有所幫助。你需要每天多次服用,這或許可以緩解你的症狀。

薄荷油也是治療食道痙攣的最佳方法之一。如果你出現食道痙攣,你可以將四滴薄荷油加入水中混合後飲用,以放鬆食道。

薄荷也會影響血清素受體,這些受體遍布全身,但在大腦和腸道中特別多。腸道中最重要的血清素受體是5-HT3和5-HT4。當這些受體被活化時,腸道的蠕動會加快;當它們被阻斷時,腸道蠕動則會變慢。薄荷是一種5-HT3微量拮抗劑,能幫助緩解腸躁症腹瀉。一項隨機對照試驗顯示,薄荷油配方能顯著改善腸躁症腹瀉,但仍需更多嚴謹的研究來確定其有效性和安全性。

最後,在一些小型的研究中,薄荷已被證明具有抗菌特性,並且可以減少小腸細菌過度生長中的細菌。

血清素阻斷劑

5-HT3受體拮抗劑,也稱為血清素受體拮抗劑或血清素阻斷劑,是一類用於預防和治療由化療、放療或術後引起的噁心和嘔吐的藥物。血清素阻斷劑最初是為了治療與化療相關的噁心和嘔吐而開發的,並且在癌症治療期間使用時,大多數患者的噁心症狀都有顯著的改善。

一些常見的5-HT3受體拮抗劑包括多拉司瓊（dolasetron）、格拉司瓊（granisetron）和昂丹司瓊（ondansetron）。儘管它們的化學結構和吸收速率有所不同,但它們的作用機制相同,且大多數患者都能耐受。這些藥物的口服配方在預防噁心和嘔吐方面與靜脈注射形式一

樣有效。

這些藥物的口服劑也可用於治療腸胃問題。對於一些患有腸躁症腹瀉的患者，這些藥物能夠透過減慢腸道蠕動來緩解症狀。如果你有腸躁症腹瀉，你需要每天服用上述血清素阻斷劑一到三次。

阿洛司瓊（alosetron）是一種強效的5-HT3拮抗劑，在2000年成為首批獲准用於治療腸躁症腹瀉的藥物之一。剛推出時，一些嚴重腹瀉型腸躁症患者發現該藥效太強。雖然罕見，但有少數患者（少於1%）發生缺血性結腸炎（結腸血流減少導致組織開始壞死），因此該藥物曾被暫時下架。不過，由於患者需求量高，在增加安全管理方案後，alosetron於2002年重新上市，但適應症更為嚴格，並要求醫師和患者遵守處方管理計畫。現在，該藥僅允許對常規療法無效的重度腹瀉型腸躁症女性。我們只會在你嘗試多種藥物無效後才會考慮使用alosetron。如果你的處方藥物為alosetron，請確保留意其副作用。

我們很少開alosetron的處方，因為還有其他有效的血清素阻斷劑，不會帶來嚴重副作用的風險。我們比較常開的處方藥為ondansetron而非alosetron。

抗組織胺藥

有時候，腸道過敏是由於肥大細胞和其他與過敏相關的細胞過度活躍所引起的。肥大細胞調節發炎反應，如過敏反應（hypersensitivity / allergic）。這些細胞透過釋放稱為「介質」的物質引發過敏症狀，這些介質可能是儲存在細胞內或由細胞自行合

成。肥大細胞能產生超過200種介質，其中最常見的是組織胺。有趣的是，比利時魯汶大學的蓋·博克斯坦斯（Guy Boeckxstaens）博士主導的一項研究指出，感染性腸胃炎可能引發局部過敏反應，導致腹痛，這顯示腸道中的微生物可以改變我們對食物的耐受性，並導致對特定食物過敏。

抗組織胺藥物旨在對抗組織胺的作用。第二代抗組織胺藥物，如Zyrtec、Claritin和Allegra，不會引起第一代抗組織胺藥的嗜睡副作用，並且可能對與肥大細胞有關的腸躁症有所幫助。在這些情況下，患者體內似乎存在著大量的組織胺，這可能是腹痛加劇的原因之一。在一些患者中，微生物群系會活化細胞產生介質，包括組織胺。如果你無法通過改變微生物群系來減少症狀，那麼在治療中加入抗組織胺藥物可能會有所幫助。然而，這些治療需要由肥大細胞活化症候群專科醫師進行照護和監控。我們已經發表一篇詳細同行的評議指南，供有興趣研究肥大細胞活化症候群患者的腸胃科醫師參考。

我們知道有一項對照研究顯示，肥大細胞穩定劑凱迪芬（ketotifen）比安慰劑更能提高腹痛型腸躁症患者的不適臨界點，舒緩腸躁症，並改善與健康相關的生活品質。在這種情況下，你也可以考慮其他肥大細胞穩定劑，如cromolyn和多種藥物的組合。

GCC促進劑

鳥苷酸環化酶C（Guanylate Cyclase C／GCC）促進劑是經批准用於治療便秘的藥物。美國食品藥品管理局（FDA）已批准兩種藥

物：linaclotide和plecanatide。在1970年代，科學家們納悶為什麼人們感染大腸桿菌（E. coli）後會出現腹瀉，儘管這些細菌並不會直接傷害腸道內壁。他們發現大腸桿菌會產生一種毒素，會造成嚴重腹瀉。這促使科學家們發現腸道中的GCC受體。當這些受體被活化時，它們會將鈉、碳酸氫鹽和氯從腸壁細胞中排出，進而將水分從體內推入腸道，從而引發腹瀉。

當我們對便秘型腸躁症（IBS-C）患者用盡各種療法時，我們會給他們GCC促進劑來增加腸道內的液體，基本上會引起腹瀉，但通常能改善他們的便秘症狀。不過，請注意這種療法無法解決便秘的根本原因。此外，劑量的拿捏也很難掌握。如果劑量太多，患者可能出現嚴重腹瀉；如果劑量太少，便秘則無法緩解。

其他藥物治療

在某些情況下，一些其他藥物治療對抑制腸躁症也可能有效，尤其是在無計可施的情況下。

- **氯離子通道活化劑（Lubiprostone）**：此藥用於治療慢性便秘。它是前列腺素E1的衍生物，能活化腸道上皮細胞中的氯離子通道，將水分引入腸道，與GCC促進劑作用類似。Lubiprostone常用於治療便秘型腸躁症（IBS-C），但效果不如GCC促進劑。

- **5-HT4血清素促進劑（活化劑）**：如果在空腹狀態下服用這些藥物，它們會活化腸道的掃蕩波和結腸蠕動，幫助食物通

過腸道以控制便秘。其中一種5-HT4血清素促進劑西沙必利（Cisapride）效果非常顯著；然而，與任何血清素促進劑一樣，它也會影響心臟中的5-HT受體，導致心律不整，因此被下架。另一種5-HT4藥物替加色羅（Tegaserod）累積數據的審查顯示，心臟病發作和中風的風險很低，但由於不確定性，該藥物曾被撤回等待進一步研究。在經過長期的安全性試驗後，Tegaserod於2019年中重新批准用於65歲以下女性，但要註明警語，指出該藥物可能會引起心血管事件、脫水、缺血性結腸炎，以及機率微小但顯著的自殺念頭風險。如果你嘗試所有方法仍受便秘之苦，Tegaserod可能是一個選擇，但需要在醫師的監控下使用。

● **力洛膜衣錠（Prucalopride）**：Prucalopride是一種相對較安全的便秘治療藥物，對5-HT4受體的親和力最高，已在美國、歐洲、加拿大和澳洲獲准用於治療便秘。嚴格的藥物測試已排除其增加心臟副作用的風險，但該藥物附有自殺意念的黑框警語。如果服用Prucalopride後感到抑鬱或有自殺念頭，應立即停藥並諮詢醫師。我們經常使用此藥作為預防小腸細菌過度生長復發的夜間用藥；白天服用則對慢性便秘效果較好。雖然Prucalopride已獲美國食品藥物管理局批准，但目前仍難以取得，因為保險尚未涵蓋此藥物。

● **μ-受體促進劑（Mu-receptor agonists）**：嗎啡是典型的μ-鴉片受體促進劑。μ受體是類鴉片受體，又稱為μ-鴉片肽受

體。當這些受體被活化時，腸道蠕動會減慢，從而緩解腹痛。μ受體促進劑，例如Eluxadoline，已獲准用於治療腹瀉型腸躁症（IBS-D）。此外，Eluxadoline附有黑框警語，因為它可能引發胰腺炎，是一種潛在嚴重的胰腺發炎。對於適用的患者來說，這種藥物可能非常有效，但若患者有膽結石、切除膽囊的病史、胰腺炎或酗酒的情況，則不可以使用此藥。

- **非處方μ-受體促進劑**：Imodium是時效較短且較弱的Eluxadoline版本。我們通常不建議小腸細菌過度生長患者服用，因為它會減慢腸道蠕動。如果你即將出席一個重要會議但出現腹瀉，你可以服用一兩顆Imodium，幫助你在會議期間控制症狀。Lomotil則是一種時效較長的μ受體促進劑，但需要處方籤。

- **鴉片酊劑（Opium tincture）**：又稱為鴉片酊（Laudanum），是一種由空氣乾燥罌粟製成的液體，含有嗎啡和可待因，是醫學史上最古老的藥物之一。鴉片酊劑通常作為止瀉藥，透過增加腸道平滑肌張力和抑制腸道蠕動來減慢腸道蠕動，這樣可以從糞便中吸收水分，進而減少腹瀉的情況。由於這是一種真正的鴉片類藥物，因此濫用和成癮的風險很高。

- **抗膽鹼藥物（Anticholinergics）**：如dicyclomine，用於即時緩解腸躁症引起的胃部痙攣。另一種抗膽鹼藥物hyoscyamine，可以對抗腸道痙攣，治療腸道肌肉痙攣以及腸躁症、結腸炎和其他消化問題的症狀。這些藥物是透過減慢腸道的自然蠕動並

放鬆胃和腸道的肌肉來幫助減少症狀。抗膽鹼藥物可以控制症狀，但無法解決引起腸躁症的根本原因。

● **左旋麩醯胺酸（L-glutamine）**：這種豐富的胺基酸可由人體產生，也存在於食物中，可以修復腸道內膜並有助於緩解腸躁症。最近一項中型隨機對照試驗發現，每日服用三次5000毫克劑量（約2茶匙）的左旋麩醯胺酸可改善腸躁症和腸道滲透力（即所謂的腸漏症）。目前我們仍需要更大規模的試驗來證實這項數據。左旋麩醯胺酸是一種安全的補充劑，可作為治療腸躁症和潛在腸漏症的一種選擇。請確保選擇不含其他化合物純正的左旋麩醯胺酸補充劑。

纖維補充劑

如果你多吃纖維，你就能擁有正常規律的排便習慣，這幾乎已是都市傳說。至今規模最大的纖維研究涵蓋超過10,000名患者，結果發現低纖維攝取量與便秘之間並無明顯的關聯。雖然纖維對健康有其他好處，目前FDA已經批准兩種具有降脂作用的纖維補充劑——洋車前子（psyllium）和β-葡聚糖（beta glucan）。

● **洋車前子**：從腸胃的角度來看，纖維可以緩解某些人的便秘；然而，一些研究反而顯示增加纖維攝取量會使便秘更嚴重。洋車前子是一種凝膠狀的可溶性纖維，來自洋車前子種籽的外殼。當它到達腸道時會形成凝膠狀並吸收水分，同時阻止膽酸

再次被吸收。大部分由肝臟生成的膽酸在小腸末端會再次被吸收，並在體內循環利用，這樣肝臟就不必消耗更多能量來生產新的膽酸。由於膽酸減少，肝臟必須使用膽固醇來生成更多的膽酸，因此體內的膽固醇水平會略微降低。從腸躁症的角度來看，結腸中膽酸的增加可能會引發症狀。腹脹是腸躁症患者服用含有洋車前子產品（如Metamucil）常見的症狀。好消息是，目前所知的洋車前子不易發酵，細菌無法分解。然而，我們有患者反映在服用洋車前子後出現腹脹並產生過多的氣體，這其中的原因很可能是體內存在一種能夠分解洋車前子的細菌。

洋車前子通常被用來調整糞便的軟硬度，使其維持在適中的狀態，即不傾向腹瀉或便秘。如果你有細菌過度生長，纖維補充劑可能沒有幫助，反而可能會引起問題。纖維無法緩解你的疼痛、急迫便意或腹脹；它們只能改善糞便的軟硬度。然而，糞便的軟硬度通常不是小腸細菌過度生長患者的主要困擾。不可溶性纖維，例如麥麩和黑麥，無法吸收水分。我們不確定麥麩是否真的可以降低膽固醇水平，但如果大量食用，幾乎每個人都會感到脹氣和腹脹。對於小腸細菌過度生長患者來說，麥麩並不是個好選擇。其他類型的纖維為可溶性，但具有發酵的特性，例如菊糖或果寡糖。如前所述，這些纖維在攝入後會在腸道中發酵。菊糖是一種典型的果聚糖，可能會在腸躁症或小腸細菌過度生長患者中引起顯著的脹氣和腹脹。

- **Calcium polycarbophil**：另一種纖維選擇是合成纖維Calcium polycarbophil，這種纖維不會被細菌發酵。它可能會引起脹氣，

但我們偶爾會使用它來改善糞便的形狀。我們並不指望患者的腹痛或腹脹能因此消失，但他們的糞便形狀可能會有所改善。

其他緩瀉劑

其他用於治療偶發性便秘的藥物稱為滲透型緩瀉劑，包括Miralax和多種市售品牌。這類緩瀉劑透過在糞便中保留水分來軟化糞便並增加排便次數，其主要成分為聚乙二醇(PEG) 3350，雖然聽起來像防凍劑，但實際上這是一種與防凍劑無關的合成分子。一旦攝入後，這些分子會將水分吸入腸胃道，解決便秘時糞便的軟硬度。它還會從小腸吸收水分，使結腸保持濕潤。

聚乙二醇(PEG) 3350不會被人體或細菌吸收，並在排便時仍保持其完整性排出體外。它能保留水分，使糞便變得較為鬆散。由於它不會滋養細菌，因此我們偶爾會使用它來幫助便秘的小腸細菌過度生長患者促進腸道蠕動。聚乙二醇沒有副作用或藥物交互作用；它只是使糞便變得稍微鬆軟，從而減少排便時的用力，不過由於糞便較為稀軟，排便後可能需要多次清潔。聚乙二醇(PEG) 3350也是大腸鏡檢查前清腸飲品的主要成分。我們知道這種分子很安全，因為在大腸鏡檢查前需高劑量使用，且不會引起脫水或影響腎臟。

軟便劑

有時我們會向患者推薦軟便劑。主要成分是多庫酯鈉（sodium docusate），可以使糞便表面更滑潤。它對於SIBO的治療沒有實際作用，但可以幫助減少排便時用力。這些軟便劑通常在手術後使

用，特別是當患者服用了止痛藥或麻醉藥，因爲這些藥物會吸收糞便中的水分，使糞便變乾硬。軟便劑通常只對輕微的便秘有效。最終，還是要靠身體自行的運作機制，讓糞便順利排出。

草藥類

有些患者偏好使用草藥來治療便秘。一種常用的草藥緩瀉劑提取自番瀉葉（seena），通常以茶、藥片或栓劑的形式存在。這種緩瀉劑會刺激腸道向前推動，但其作用不穩定，且可能引起痙攣。如果長期使用，腸道可能會對其產生依賴。如果你的便秘嚴重程度在量表上爲5分（滿分10分），且你定期使用番瀉葉長達一年後，你的便秘程度可能會上升到8分。這種現象稱爲反彈性便秘，可能會讓你的症狀更難控制。不幸的是，與這種草藥緩瀉劑相關的反彈性便秘可能是永久性的。

- **藥鼠李（Cascara sagrada）** 的效果與番瀉葉相似。2002年，美國食品藥物管理局因安全性顧慮，禁止市售藥鼠李作爲非處方緩瀉劑，但要注意的是，它仍然被添加到一些補充劑內。另外，鼠李皮與來自咖啡樹的櫻桃咖啡果皮不同。我們不建議服用鼠李皮。
- **三果（Triphala）** 是一種草藥混合物，作爲傳統的阿育吠陀醫學和療法，已經有1000多年的歷史。它由三種原產於印度的藥用植物組成，有助於促進腸道蠕動，但我們不確定三果是否能活化掃蕩波。相較於其他草藥緩瀉劑，它的作用較溫和，並且沒有已知的長期副作用，但目前尚未有關於三果效果的人體研究。

為什麼我們不常規使用抗憂鬱藥治療腸躁症

近半個世紀以來，一些醫護人員一直提倡使用抗憂鬱藥物和抗精神病藥物來治療腸躁症。儘管如此，美國食品藥物管理局（FDA）、歐洲或亞洲藥物管理當局尚未批准任何抗憂鬱藥物或具有抗憂鬱／抗精神病性質的藥物用於治療腸躁症。

使用抗憂鬱藥治療腸躁症的想法具有挑戰性。首先，這間接暗示腸躁症患者的疾病源於心理因素。但事實上，於前瞻性試驗中沒有一級數據顯示心理事件與腸躁症之間存在因果關係。

在使用抗憂鬱藥治療腸躁症的另一個問題是數據質量不佳。雖然已有使用這些藥物的隨機對照研究，但大多數試驗未能證明其療效。當製藥界遇到這種情況時，研究人員往往會進行所謂的「統合分析」（meta-analysis），也就是將所有相同類型的研究匯整在一起，就像把十個研究的數據合併，模擬成一個大型研究的數據。然而，這種方法有許多問題，首先，小型的負面結果的研究很少發表，因此這些數據通常不會被納入。此外，每個研究所使用的方法也不同。但對於抗憂鬱藥的研究來說，最大問題在於試驗使用不同的藥物（有的使用amitriptyline，有的使用desipramine等）。這就好像把蘋果和橘子混在一起。然而，儘管存在這些限制，最終這些統合分析顯示，使用這些藥物治療腸躁症可能會有一些效果。

考慮使用抗憂鬱藥物時，還需考慮它們的作用方式。當這些藥物用於腸道問題時，通常效果不是來自於其抗憂鬱的作用。例如，三環類抗憂鬱藥（tricyclic antidepressants）具有便秘的副作用，因此，腸躁症患者感覺症狀改善的原因，其實是這些藥物的副作用使

他們的腹瀉問題緩解。

在為腸躁症患者處方抗憂鬱藥時，安全性是必須考量的重要因素。根據近期的研究，抗憂鬱藥物在治療腸躁症的藥物中，其副作用相對較多。特別是三環類抗憂鬱藥，常見的副作用包括口乾、便秘（嚴重時可能需要停藥）、心律問題和性功能障礙等，這些副作用在其他療法中並未出現。

最後需要注意的是，當這些藥物合併使用時，可能會出現更多的副作用及難以預測的情況。有些臨床醫師會將一種藥物與另一種合併使用，甚至同時使用三種藥物。但目前沒有使用多種藥物進行隨機研究的科學證據，因此我們不建議這種做法。

如果你是例外

如果在嘗試過這些替代療法後，你仍然有腸躁症的症狀，那麼你很可能患有與腸躁症重疊的其他疾病，這些疾病可能才是引起症狀的原因。如果你屬於這一類，你可能需要進一步檢查以排除其他可能的疾病。診斷檢查包括大腸鏡檢查、掃描或X光檢查，尤其是對於較年輕的族群。

這一部分將介紹可能類似腸躁症和小腸細菌過度生長的疾病。我們會提及這些疾病，但不會深入探討。如果你患有以下這些疾病，請尋求專業醫療的協助。

乳糜瀉（Celiac disease）

乳糜瀉是一種免疫系統疾病，但不一定是自體免疫性疾病。乳

糜瀉最常見的症狀包括腹瀉、腹脹、脹氣、疲勞、體重減輕和缺鐵性貧血。

如果你患有乳糜瀉，身體會對麩質（一種存在於小麥中的蛋白質）產生反應。這種反應會引發一連串生理過程，損害腸道內膜，導致炎症。小腸內的長絨毛會發炎、變鈍，甚至變平，從而影響食物的吸收。一些患者因為營養吸收不良，特別是維生素D，造成骨質疏鬆。在未治療的情況下，乳糜瀉可能會導致腸癌。

乳糜瀉的診斷需要進行血液檢測。血液中最準確的指標是組織轉麩醯胺酸酶（transglutaminase）的抗體升高。如果這項檢測結果呈陽性，那麼診斷乳糜瀉的黃金標準是透過內視鏡進行小腸切片。及早診斷對於預後有非常重大的影響。

乳糜瀉的治療包括完全避免攝取麩質。市面上有許多書籍提供有關哪些食物含有或不含麩質的資訊。如果你患有乳糜瀉，你需要醫療的協助來控制病情。有些患者會發展成難以治癒的乳糜瀉，這可能會導致一連串腸道疾病外的表現（伴隨腸胃道外的其他疾病），由於這些表現過於繁多，無法在本書中詳述。

發炎性腸道疾病（IBD）

發炎性腸道疾病是指兩種慢性反覆發作的腸胃道疾病：潰瘍性結腸炎和克隆氏症。這兩種疾病的共同特徵是腸胃道慢性發炎。異常的微生物群系、遺傳易感基因或環境因素都可能會促使免疫系統失調。

潰瘍性結腸炎會影響部分結腸或整個結腸，導致不同程度的潰瘍。這種疾病通常會涉及腸壁。典型症狀包括腹瀉和血便。如果你

患有潰瘍性結腸炎，則罹患癌症的風險會增加，因此需要治療以防止病情惡化，並持續的監測以確保發炎得到控制。

克隆氏症會深入腸道組織，且發炎區域可能在腸胃道的任何部位，包括小腸、結腸和肛門周圍。由於克隆氏症會影響腸道的整個壁層，因此腸道狹窄（即腸道變窄）是常見的併發症。它還可能導致瘻管產生，也就是腸道兩個部分或腸道與陰道、膀胱或皮膚有不正常的通道連接在一起。克隆氏症的症狀包括腹痛或脹氣、腹瀉或帶血腹瀉。其他在腸躁症中不常見的症狀可能包括發燒、體重減輕和夜間盜汗。

診斷發炎性腸道疾病的主要方法是大腸鏡檢查。醫師會檢查腸道內壁是否有潰瘍，並進行切片以檢查是否有慢性發炎的徵兆。發炎性腸道疾病的治療包括使用免疫抑制劑和抗發炎藥物。

如果你有發炎性腸道疾病的家族史，那麼你罹患發炎性腸道疾病的風險是一般人的十倍。如同本書之前提及，發炎性腸道疾病本身可能會影響腸道蠕動，並加劇細菌過度生長的問題。儘管發炎性腸道疾病很常見，但腸躁症更為普遍，因此如果你患有發炎性腸道疾病，你也有可能同時患有腸躁症。如果我們治療發炎性腸道疾病並治癒了潰瘍，但你的腸胃症狀仍然存在，那麼你可能在患有發炎性腸道疾病的同時也患腸躁症。我們的研究顯示，有高達30%的發炎性腸道疾病患者也患有腸躁症。一個典型的例子是，某位同時患有腸躁症／發炎性腸道疾病的患者在接受免疫抑制藥物治療後，成功緩解發炎症狀，從而不再出現血便、貧血或其他常見的發炎症狀，但腹痛和脹氣依然存在。我們的研究顯示，有超過50%此類的患者也患有小腸細菌過度生長。

顯微鏡性結腸炎（MICROSCOPIC COLITIS）

顯微鏡性結腸炎是一種結腸發炎，會引發持續性水樣腹瀉。該名稱源自於需要在顯微鏡下檢查結腸組織，因為在結腸鏡檢查中，結腸組織看起來是正常的。典型的顯微鏡性結腸炎患者通常是60歲以上的女性，並且有水樣腹瀉，每天排便5至15次。

顯微鏡下結腸炎有三種亞型：

淋巴細胞性結腸炎：結腸組織中的白血球（淋巴細胞）增加。
膠原性結腸炎：結腸組織形成一層厚厚的膠原蛋白。
不完全顯微鏡性結腸炎：具有膠原性結腸炎和淋巴細胞性結腸炎的混合特徵。

顯微鏡性結腸炎中的結腸發炎可能是由於一些藥物引起的，例如會刺激結腸內壁的氫子幫浦阻斷劑（PPI）和非類固醇抗發炎藥；細菌和病毒所產生的毒素會刺激結腸內壁並導致發炎；以及膽酸吸收不良。

顯微鏡下結腸炎的治療方法包括使用皮質類固醇、鉍劑和抗發炎藥物。

胰腺功能不全

胰腺功能不全是指胰腺未能產生足夠的消化酶來分解腸道中的食物。許多疾病，包括胰腺的慢性發炎、自體免疫性疾病、遺傳性疾病和長期酗酒，都可能導致胰腺功能下降並縮小。不過，胰腺功能不全的情況非常罕見。

當胰腺無法產生足夠的酶來幫助小腸消化食物時，食物就無法充分被消化。當未消化的食物到達結腸後會開始發酵，從而引起腹脹、脹氣和腹瀉，由於細菌滋生和小腸細菌過度生長。缺乏脂肪酶（lipase）也可能引起腹瀉和油膩的糞便，主要症狀是明顯的腹痛。

慢性胰腺炎通常是透過影像掃描來診斷，以評估胰腺是否健康。糞便中的彈性蛋白酶（elastase）水平低也可能表示胰腺未能產生足夠的消化酶。如果糞便呈水樣，這項測試可能會產生假陽性的結果。

胰腺酶替代療法是透過醫療級補充劑來替代胰腺酶的功能。

膽酸吸收不良

肝臟產生的膽酸會通過小腸，幫助脂肪的吸收，直到在小腸末端再被吸收。如果膽酸進入大腸，可能會引起腹瀉，這在克隆氏症中很常見，因為小腸末端發炎或已被手術切除。

小腸細菌過度生長是膽酸吸收不良的另一個常見原因。小腸的微生物群系會影響膽酸的結合和重新吸收，使膽酸進入大腸，進而引起腹瀉。因此，治療小腸細菌過度生長也能有效治療膽酸吸收不良。未來，我們或許可以改變小腸微生物群系，使其能促進膽酸的再次吸收。

膽酸吸收不良的治療方法包括使用膽酸結合劑（bile acid sequestrants），如cholestyramine、colestipol和colesevelam，這些藥物通常用於降低低密度脂蛋白膽固醇（LDL）。這些藥物會在腸道中結合膽酸，並增加膽酸從糞便中排泄。然而，膽酸結合劑可能會與其他藥物結合，降低它們的吸收力，如warfarin（抗凝血藥

物)、甲狀腺激素、digoxin（心臟用藥）、thiazide diuretics（利尿劑）等。因此，為了避免藥物之間的相互作用，應在服用膽酸結合劑前一小時或服用後四至六小時再服用其他藥物。

值得注意的是，目前尚未有針對治療膽酸腹瀉的對照試驗，因此這種治療腸躁症的依據並未有完善的對照試驗結果。

骨盆底功能障礙

骨盆底功能障礙是指無法適時收縮或放鬆骨盆底肌肉以進行排便。其症狀包括便秘、尿液或糞便滲漏，以及頻繁的尿意。

多種異常的情況可能導致骨盆底功能障礙。先天性巨結腸症（Hirschsprung's disease）是一種結腸的先天性神經障礙，其特徵是腸道中缺乏特定的神經細胞。由於缺乏這些神經細胞，腸道肌肉無法將糞便推送至直腸。這種情況通常在嬰兒期就會被診斷出來。

更常見的異常是排便協調障礙（dyssynergic defecation；anismus），其特徵是由於骨盆底和腹部肌肉不協調，導致排便困難。這種情況就像在嘗試排便的同時又試圖將糞便憋住。在某些情況下，這可能與過去的性創傷和虐待史有關，而心理因素也可能促使這種行為。儘管大多數的案例與虐待史無關，但醫師還是會詢問相關的可能性。在這些情況下，治療應考慮患者整體的身心狀況。虐待的悲劇可能帶來持久性的影響，需要專業的照護，這個部分已超出了本書討論的範疇。

直腸的機械性問題，例如扭結或脫垂（直腸向肛門下垂，甚至突出體外），也可能阻礙糞便的排出，導致便秘。這種直腸的套疊現象可能導致直腸潰瘍，進而引發刺激性和過敏反應。如果直腸對

少量糞便過於敏感，這時你可能會有便意，但實際上糞便量很少。最常見的骨盆底損傷原因是分娩。如果損傷較為嚴重，通常會導致失禁，且與便秘或腹瀉無關。如果患者同時患有腹瀉型腸躁症，以及因婦產科損傷引起的肛門括約肌無力或骨盆鬆弛，那麼通常會出現伴有氣體和糞便失禁的腹瀉症狀。

針對上述骨盆底問題的治療已超出本書的範疇，但重點於這些問題可能會影響腸躁症。骨盆區域結構非常複雜，檢測和影像檢查有助於診斷骨盆底功能障礙，而治療方式則取決於病因而有所不同。

粒線體疾病

粒線體疾病是一組罕見的遺傳性疾病，患者體內的細胞無法產生足夠的能量，導致腸道肌肉功能受損。這會引起嚴重的腹脹或疼痛，以及嚴重的便秘和脹氣。在透過檢查排除機械性阻塞後，腹脹可能是由於功能性原因引起的，即所謂的假性腸阻塞（不是真正阻塞，而是由於肌肉癱瘓所致）。粒線體肌肉病變（mitochondrial myopathy）的診斷非常複雜，可能需要進行肌肉切片、基因檢測以及肌電圖檢查來評估肌肉的電活動。此外，家族病史也可能提供一些線索。由於診斷過程繁瑣，且這種疾病非常罕見，治療選項相對有限。目前，雖然有幾種常用於治療的補充劑，但尚無明確治療粒線體疾病的方法。

小腸真菌過度生長（SIFO）

真菌和酵母菌是腸道微生物群系的重要組成部分，也稱為真菌菌群（mycobiome）。然而，我們尚未全盤了解腸道中真菌群的組

成、分布和多樣性。我們已經啓動迄今規模最大的臨床試驗來定義各種疾病中的眞菌群。腸道中最常見的眞菌是白色念珠菌（Candida albicans）。與小腸細菌過度生長（SIBO）類似，眞菌也可能在小腸中過度生長並引發症狀。診斷小腸眞菌過度生長（SIFO）唯一的方法是進行內視鏡抽吸並培養小腸中的眞菌元素。目前的糞便、唾液或血液檢測對於診斷小腸眞菌過度生長並不準確。小腸眞菌過度生長可以使用抗眞菌藥物，如耐絲菌素（nystatin）來治療。

其他具有類似腸躁症症狀的疾病

我們之前在書中提到一些通常看起來與腸躁症症狀相似的疾病，現在我們再來探討這些疾病。

- **肥大細胞活化症候群（Mast Cell Activation Syndrome, MCAS）**：可能會引起心臟、肺部和皮膚相關的症狀。其腸胃道症狀可能與細菌過度生長有關，包括腹瀉、伴隨嘔吐的噁心，以及痙攣性腹痛。患者通常還會回報多種過敏反應。

- **先天性結締組織異常（Ehlers-Danlos syndrome；EDS，俗稱鬆皮症）** 是一種會削弱身體結締組織的遺傳性疾病。在多種類型的EDS中，與腸胃症狀常相關的類型被稱爲過度活動性EDS（Hypermobile EDS）或第3型EDS。EDS患者通常具有關節過度柔軟的特徵，並有關節疼痛和脫臼的病史。這些患者也可能出現腹脹、胃脹氣、延遲性胃排空、骨盆底功能障礙、便

秘和小腸細菌過度生長等症狀。造成腸胃問題的一個原因是腸道過度活動性，導致腸道在站立時下垂到骨盆腔，這種情況稱為內臟下垂（Visceroptosis）。這使得腸道和胃難以正常推動內容物，因此小腸細菌過度生長非常常見。目前尚無針對EDS的特定或基因檢測，其診斷主要依據臨床病史和身體檢查。EDS患者需要由多學科團隊進行綜合治療，包括內科醫師、風濕科醫師、胃腸科醫師、物理治療師和營養師。如果你患有小腸細菌過度生長且治療無效，排除EDS是一項重要的步驟。

- **腹腔內沾黏**：先前的手術或腹部創傷所致的腹腔內沾黏，可能導致機械性阻塞腸道，進一步造成脹氣和腹脹。我們從腸躁症患者中觀察到腹腔內沾黏的情況，儘管我們知道兩者之間存在某種關聯，但目前科學文獻尚未建立這些沾黏與陽性呼氣測試結果之間的關係。

- **子宮內膜異位症**：在子宮內膜異位症患者中，子宮內膜組織可能進入腹腔，並在腸道、膀胱或骨盆壁上生長。在月經週期中，這些子宮內膜組織可能增生，導致腹痛和腹脹，這些症狀常被歸因於腸躁症。通常，腹痛往往與月經週期一致。月經不規律的女性經常會出現令人困惑的腹部症狀。

- **硬皮症**：是一種與腸躁症和抗黏著斑蛋白抗體相關的自體免疫性疾病。事實上，我們發現到硬皮症患者體內的抗黏著斑蛋白抗體水平最高。儘管原因未明，但硬皮症是除了腸躁症之外，

唯一會出現這些抗體的疾病。硬皮症在腸胃道方面會使腸道組織內壁增厚，由於腸道僵硬且蠕動功能不佳，導致小腸細菌過度生長的症狀十分常見。

總結

這並不是導致腹脹或腹瀉的疾病的完整列表。例如，感染困難梭狀芽孢桿菌（Clostridioides difficile）或梨形鞭毛蟲（Giardia）也可能引起腹瀉。針對腹瀉和腹脹的檢查可能非常廣泛。我們描述的這些疾病和失調在腸胃科診所中可能是無解，因此常被歸因或誤認為是小腸細菌過度生長，但實際情況可能比表面看到的更為複雜。

如果你患有上述某種疾病，這並不意味著你沒有小腸細菌過度生長。這些疾病可能相互重疊並引發細菌過度生長。腸躁症和小腸細菌過度生長非常普遍，因此相較於上述提到的罕見疾病，你更有可能罹患這兩種疾病。

如果你的呼氣測試和抗體測試結果呈陽性，我們希望你能夠透過本書中所列的方式來解決你的症狀。我們相信，你可以有效控制腸躁症的功能性症狀。

在下一章中，我們將描述有關益生菌、益生元和糞便移植的最新研究結果。

第十章

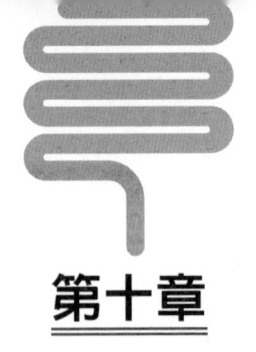

益生菌、益生元和糞便移植

任何探討關於細菌過度生長與腸躁症之間的關係時,都不可避免地要提及所謂的「好菌」,也就是益生菌,以及用它們來對抗所謂「壞菌」的潛在益處。

許多患者會詢問我們關於「好菌」和「壞菌」的問題,但在腸胃道內並不存在所謂的「好菌」和「壞菌」。事實上,對腸胃道來說,「好菌」這個概念是用詞不恰當。在腸胃道中的數千種細菌中,真正能稱得上「好菌」或「壞菌」的其實非常少。

「好菌」的概念主要是因為生產益生菌的公司大力推廣。甚至連益生菌(probiotics)的前三個字母「pro」都含有正面的涵義。益生菌在某些情況下可能確實有用,我們也有患者表示,他們在使用益生菌後,腸躁症的症狀有所改善。對此,我們無法否認。然而,無論是腸躁症還是整體腸胃道的健康實在太複雜,無法支持某些特定類型的細菌就能解決問題的簡單說法。

腸躁症患者經常被建議進行糞便培養或分析,以確定是否擁

有足夠數量的「好菌」，如乳酸桿菌（Lactobacillus）和雙歧桿菌（Bifidobacteria）。如果這些細菌的含量偏低，醫師可能會建議患者要補充益生菌。一些研究數據顯示，腸躁症患者的糞便中乳酸桿菌的數量較少，特別是腹瀉型的腸躁症患者。然而，我們現在知道，補充益生菌對腸躁症患者的長期效果非常有限。

另一些腸躁症患者則被建議服用益生元，這些益生元是益生菌的食物，或是益生菌和益生元的結合物，稱為合生素（synbiotics）。本章將探討這些補充劑，以及糞便微生物群系移植，也就是糞便移植，並探討以斯他汀類（statin）藥物治療便秘型腸躁症的潛力。所有這些治療方式目前都在腸躁症的治療方案中。

益生菌狂熱

益生菌補充劑對腸躁症患者有益的觀念始於1980年代，並在2000年代持續蔓延。最受歡迎的兩種益生菌是嗜乳酸桿菌（Lactobacillus acidophilus）和雙歧桿菌（Bifidobacterium bifidum；比菲德氏菌）。一些糞便樣本檢測顯示，與健康的人相比，腸躁症患者的乳酸桿菌和雙歧桿菌數量較少。益生菌的推廣者將這些發現視為證據，認為腸躁症和其他腸胃道疾病（包括小腸細菌過度生長）的部分原因是由於缺乏這兩種細菌。然而，這種概念的問題在於，大多數腸躁症患者已經意識到，喝牛奶和食用乳製品會引發症狀（尤其對患有小腸細菌過度生長的患者）。牛奶和其他乳製品本質上是益生元，可以滋養並增加腸道中的乳酸桿菌。如果任何一組人不吃乳製品，他們的腸道很可能會缺乏乳酸桿菌。腸躁症患者中

缺乏乳酸桿菌，可能是他們自行採取無乳製品飲食所造成的假象。

如果缺乏這兩種細菌是導致腸躁症的根本原因，那麼益生菌補充劑應該能夠逆轉症狀。事實上，許多對照研究顯示益生菌的效果有限，最近一項雙盲研究發現，服用嗜乳酸桿菌（Lactobacillus acidophilus）的腸躁症患者症狀並未有明顯改善。然而，服用雙歧桿菌（Bifidobacterium bifidum）的患者則有一定程度的症狀改善。雖然症狀緩解很好，但這並不等同於完全消除腸躁症。目前的科學研究尚未證明益生菌能夠治癒腸躁症。

一些研究指出，益生菌補充劑並非保證安全。有案例報告顯示，當兒童服用大劑量的嗜乳酸桿菌（Lactobacillus acidophilus）來治療腹瀉時，反而出現不良的副作用。在某個案例中，一名兒童因過量攝取嗜乳酸桿菌而引發心內膜炎（心臟瓣膜感染）。也有報告指出，過量攝取益生菌補充劑而導致血液感染。不過，這些報告非常罕見。

關於細菌的真正問題並非它們在於是它們是「好菌」或「壞菌」，而是它們位於身體的哪個部位，以及它們如何與其他微生物群系和宿主的相互作用。就像房地產一樣，最重要的是「地點、地點、地點」。如果細菌處於它們應該在的位置並執行它們應該執行的功能，那就是好菌。但如果細菌遷移到不當的位置，它們可能就會引發問題。

例如，在糞便中發現一些大腸桿菌（E. coli）是很正常的，但如果這些細菌遷移到血液中並進入尿液，它們可能會導致潛在危險的尿道感染。正如之前提及，當細菌遷移並在小腸內過度生長時就會引發問題，這正是小腸細菌過度生長中常見的情況。

毫無疑問，某些類型的細菌——例如嗜乳酸桿菌和雙歧桿菌如果不攝取過量則有益腸胃道健康。歐洲的一項研究顯示，這兩種細菌可以增強小腸的掃蕩波活性，這對小腸細菌過度生長的患者可能有益。腸胃道中擁有數百種不同的細菌，單一種類的細菌，甚至是多種細菌的組合都無法補償所有其他細菌的作用。腸道菌群的組成非常複雜，光是改變一兩種細菌不太可能治療任何腸胃道疾病。

益生菌大挑戰

有趣的是，在許多情況下，治療似乎無效的原因往往是因為該領域沒有太多的研究。實際上，在腸躁症中，已有許多益生菌的隨機對照試驗研究，但大多數研究顯示，與安慰劑相比，益生菌對腸躁症在統計學上並未有顯著的改善。

為了解決益生菌在腸躁症中效果不明的問題，研究人員發表所謂的統合分析（meta-analysis，對多個研究的綜合分析），將所有個別研究的結果匯總為一個主要的研究。一項這樣的統合分析似乎有其代表性，可能會將益生菌的效果帶往正面的方向。雖然統合分析是一個很好的技術，可用於匯總樣本量不足的研究，但有時將所有數據合併在一起，就像將所有蘋果放在一起卻沒有將壞蘋果先挑出來。另外，我們還要考量發表偏頗的問題。期刊（和研究者）通常不會發表負面的研究，特別是規模較小的研究。另一個關於益生菌統合分析的問題是，分析中將嗜乳酸桿菌（Lactobacillus acidophilus）、雙歧桿菌（Bifidobacterium bifidum）和酵母菌（saccharomyces）的研究合併在一起，並宣稱它們是相似的，然

而實際上它們是完全不同的微生物，具有各自獨特的作用。總結來說：目前尚無明確的結論表明益生菌對腸躁症有益。

另一項關於益生菌在小腸細菌過度生長中的使用的統合分析發現，益生菌可能有一些益處。然而，除了這項統合分析外，大部分關於益生菌在小腸細菌過度生長中的數據都是負面的。

本書的基本觀點是小腸細菌過度生長是由於腸道內細菌數量過多所致。如果因為腸道蠕動不良而已有過多細菌，這時還在腸道中加入更多的細菌，這樣是否明智？我們認為這個觀念不合理。我們大多是讓小腸細菌過度生長的患者停用益生菌，而不是開始使用益生菌。我們認為在小腸細菌過度生長中使用益生菌是沒有依據的。

一些研究人員為了合理化在小腸細菌過度生長中使用益生菌，特別提及細菌的其他特性。例如，雙歧桿菌可以促進胃排空，並且在生理學研究中顯示出抗發炎的作用。它能在腸道中移動細菌、與其他細菌競爭並改變腸道菌群的平衡。雖然雙歧桿菌具有一些「奇特」的特性，但在現實中並未顯示出預期的效果。

益生菌的副作用是另一個潛在的問題。由於市面上益生菌配方和劑量種類繁多，沒有人能夠研究所有的組合來評估其潛在的危險。2013年一項發表在《刺胳針》（The Lancet）的研究，由英國的研究人員進行包含3000名患者，這些患者在服用抗生素後，隨機分配服用益生菌或安慰劑。這些患者並非腸躁症或小腸細菌過度生長患者。在追蹤12週後，研究人員觀察他們是否發展成困難梭狀芽孢桿菌（Clostridium difficile）感染或抗生素引起的腹瀉。研究顯示，兩組中感染和腹瀉的發病率完全相同，其中唯一的區別是，服用益生菌的患者出現更多的腹脹和脹氣。最終的結果是：益生菌引

發更多的併發症,且在抗生素使用後並未顯示出預防的效果。但平心而論,研究人員使用的是特定的益生菌混合物,因此,這項結果可能不適用於所有的益生菌。

這項試驗中的研究人員特別確保膠囊中的益生菌是活的。但現實中益生菌補充劑的一個問題是,這些微生物可能在藥房貨架上死亡。來自南非、加拿大、美國和歐洲的多項研究顯示,高達一半的益生菌補充劑並未含有標籤上列出的正確數量、正確菌株或活性益生菌。

益生菌可能會為免疫功能低下的患者帶來問題,這些患者因免疫系統受損或下降,無法正常對抗感染。研究顯示,嬰兒出現多種併發症,包括嗜乳酸桿菌(Lactobacillus acidophilus)進入血液。對於患有嚴重胰腺炎(這是一種可能輕微或致命的急性胰腺炎)的成人來說,與安慰劑相比,益生菌顯示出更高的感染和死亡風險。這對病重患者來說是一個警訊,他們可能不應該服用益生菌補充劑。

反觀我們將腸道視為一個大型微生物群系城市的類比,以為將一兩種細菌加入這個複雜的細菌和真菌網絡就能解決問題的想法非常不切實際。近期《新英格蘭醫學雜誌》發表的兩項針對數千名患者的研究顯示,益生菌無法預防病毒性腸胃炎。至今,大多數的大型研究結果顯示,益生菌對腸道沒有正面的影響。

我們要澄清的是,我們並未完全否定益生菌,但我們需要精確的研究,這些研究應該針對益生菌補充劑進行設計提供正確的劑量,並量身定制治療方案。如果我們發現某種特定益生菌在臨床上能發揮預期作用,我們會建議患者使用它。未來的研究可能會顯示,益生菌確實在腸躁症和小腸細菌過度生長的整體治療中占有一

席之地。然而，目前它們似乎只能提供一些症狀緩解，而不是全面的解決方案。

益生元

益生元通常由膳食纖維組成，旨在為腸道中的細菌提供養分。益生元存在於許多高纖維食物中，包括一些水果、蔬菜和全穀類食品。由於許多食物都含有益生元，因此你不需要額外服用益生元補充劑。

益生元並非活性生物，其主要功能是促進「健康」微生物的生長。研究人員試圖提供一種特定組合，來促進某種特定細菌繁殖。然而，除了目標細菌株之外，許多其他細菌也可能利用益生元作為生長的養分。如果你患有小腸細菌過度生長，服用益生元可能會提供養分給那些你不希望過度生長的細菌。我們還發現，益生元會使患者出現更多的腹脹。

支持益生元補充劑用於治療腸躁症的證據仍然處於初步階段。透過檢測糞便樣本中的微生物群來進行益生元效果的前後對比研究相當困難。我們確實觀察到患者在服用益生元後糞便中的變化，但目前我們還不知道這種效果可以達到何種程度。

合生素

益生菌與益生元的組合被稱為合生素（synbiotics），因為它們能形成協同作用。合生素的理念是將益生元添加到益生菌補充劑中，

以確保有益於消化的微生物能以健康活躍的狀態順利到達腸道。

從理論上來看是有道理的，因為合生素提供細菌所需的養分，幫助其生長。然而，目前尚無足夠的數據證明合生素可以有效治療腸躁症。相較於單獨研究益生菌或益生元，合生素的研究更加困難，因為它讓腸道微生物群系變得更複雜，在一顆膠囊中同時結合兩個變數（益生菌和益生元）。此外，美國食品藥物管理局（FDA）並不監管益生菌或益生元，因為它們被視為食品而非藥物；這也是為何市場上可能存在不含活性細菌的產品卻難以下架的原因之一。缺乏監管意味著你購買的產品可能並非真正的合生素，或完全沒有任何效果。

當患者告訴我們他們正在服用益生菌、益生元或合生素，並且感覺好轉時，我們不會阻止他們繼續服用。然而，我們並不建議患者服用這些補充劑，因為我們認為目前的科學證據不足以支持其效果。患者可能確實因為相信治療方法而感覺更好，這可能是安慰劑效應的結果。如果你期望一顆藥丸能發揮作用，你的身體化學反應可能會讓你覺得這顆藥丸有效。在某些情況下，包括腸躁症，即使知道自己服用的是安慰劑也可能會產生效果。

糞便移植

糞便移植是將來自健康捐贈者的糞便移植到另一個人的腸道中，以恢復腸道內細菌的平衡。糞便移植可算是最終極的益生菌，旨在改變腸道的微生物群系。不同於益生菌只引入幾種細菌株，糞便移植則是將來自「健康」捐贈者的完整微生物群系移植到患者的

腸道中。

糞便移植對治療困難梭狀芽孢桿菌（Clostridioides difficile）感染特別有效；事實上，美國食品藥物管理局已批准糞便移植用於治療復發性困難梭狀芽孢桿菌感染。與益生菌不同，FDA將糞便視為一種藥物。此外，糞便移植也被嘗試用於治療發炎性腸道疾病和潰瘍性結腸炎，但結果好壞參半。

對於腸躁症，糞便移植理論上有一定的效益，但絕不是奇蹟。在針對腸躁症的六項隨機對照試驗中，一項試驗結果為正向，一項結果略微正向，一項為中立，一項為負向，兩項結果則極為負向（安慰劑的效果比移植更好）。

兩項規模最大、最具說服力的試驗分別在丹麥和美國進行，結果均為負向。這些試驗使用了含有健康捐贈者糞便樣本的膠囊。在丹麥的研究中，安慰劑膠囊（不含有健康捐贈者糞便樣本）在改善腸躁症方面的統計優於糞便移植。

有趣的是，當研究人員檢查腸躁症患者在接受糞便移植後的糞便微生物群時，他們發現其微生物群系與健康捐贈者的微生物群系相似，而安慰劑膠囊對糞便微生物群系則沒有任何影響。移植讓患者的糞便看起來像正常人的糞便，但腸躁症患者仍然有症狀。這告訴我們，腸躁症的症狀根源在小腸而不是大腸。糞便檢測無法檢測小腸的微生物群系，因此無法顯示小腸微生物群系的狀態，以及應該如何改變。

美國的研究顯示類似的結果。這項隨機對照試驗的中期分析發現，安慰劑膠囊在改善症狀方面優於糞便移植，因此該試驗被中止，以避免對患者造成潛在的傷害。

哈佛研究人員進行另一項研究，檢視用抗生素與糞便移植結合治療腸躁症的效果。腸躁症患者分別接受抗生素（利福昔明〔rifaximin〕或甲硝唑〔metronidazole〕）或安慰劑膠囊，隨後進行糞便移植。結果顯示，無論患者在糞便移植前服用抗生素還是安慰劑，腸躁症的症狀都沒有顯著改善，這再次證實了糞便移植在治療腸躁症方面效果不彰。

糞便移植也可能帶來潛在的嚴重後果。在短期內，糞便移植可能會引起脹氣、腹脹和腹瀉。我們仍在觀察其長期的後果。在2019年，FDA報告中兩名免疫抑制患者在接受糞便移植後，因多重抗藥性細菌而死亡的案例。近期美國對糞便移植的研究正在重新評估，以檢測是否存在多重抗藥性細菌的問題。

此外，哈佛的研究人員發現，一些接受糞便移植的患者在經歷反覆的困難梭狀芽孢桿菌（Clostridioides difficile）感染後，發展出類似腸躁症的症狀。研究人員檢查了捐贈者的糞便，試圖了解這些症狀。如果捐贈者有小腸細菌過度生長，那麼接受糞便移植的患者在移植後有50%的機會可能會發展出腸躁症。如果捐贈者沒有小腸細菌過度生長，則腸躁症的風險只有15%。這些結果顯示，糞便捐贈者不應來自有小腸細菌過度生長的人，因為小腸細菌過度生長很可能會傳給受捐者。這點雖然難以解釋，但值得關注。

事實上，我們是第一批將小腸細菌過度生長報告為糞便移植併發症的醫師，這名患者曾患有復發性困難梭狀芽孢桿菌感染。該患者在接受糞便移植後，儘管困難梭狀芽孢桿菌感染得到緩解，但仍然出現嚴重的脹氣、腹脹和便秘。我們發現她有以甲烷為主的嚴重細菌過度生長，當我們用多種方式治療她時，她的症狀有所改善。

我們發現這名患者認識她的糞便移植捐贈者，我們要求捐贈者進行呼氣測試。果不其然，捐贈者的呼氣測試也呈甲烷陽性。該患者接受了捐贈者的糞便移植，目的是預防困難梭狀芽孢桿菌，但樣本中還含有產生甲烷的古菌。捐贈者僅出現輕微的便秘症狀。這表示，即使他們擁有完全相同的微生物群系，一個腸道蠕動正常的人（捐贈者）可能會出現輕微的症狀，而另一個腸道蠕動欠佳的人（腸躁症患者）可能會出現嚴重的症狀。

益生菌和益生元的最終目標是改變大便中的微生物群系。研究人員曾嘗試透過糞便移植來達到這個目標，但發現對於腸躁症患者起不了作用。目前，我們並不認為經驗性糞便移植是治療腸躁症或小腸細菌過度生長的最佳方法。我們正與其他研究人員努力合作，以找出哪些因素決定糞便移植的最佳反應，以及捐贈者糞便和受捐者微生物群系的特徵，如何影響哪些患者可能從糞便移植中獲得最大的益處。

斯他汀類（statin）藥物治療

在本書的前面章節中，我們提及便秘型腸躁症（IBS-C）與呼氣測試中甲烷水平升高之間的關聯，以及證據顯示甲烷可能減緩腸胃道運輸的速度。我們也提到降膽固醇的斯他汀類藥物，特別是理脂膜衣錠（lovastatin），似乎能降低糞便樣本中甲烷的產生。理脂膜衣錠可以抑制甲烷生成，但可能不具抗生素的作用。

我們在這項研究中需要解決的一個問題是更深入了解斯他汀藥物的作用機制，以及其如何影響導致甲烷生成的微生物生長。我們

希望這項研究能為便秘型腸躁症（IBS-C）患者找到一種減少腸道甲烷生成的治療方法。目前評估斯他汀藥物治療便秘型腸躁症的臨床研究結果好壞參半，因此需要進一步的臨床試驗。此外，這項研究還可能促進開發經濟實惠的方法來抑制溫室氣體甲烷的生成，從而造福全人類。

我們的最後一章旨在破除關於腸躁症的眾多迷思。

第十一章

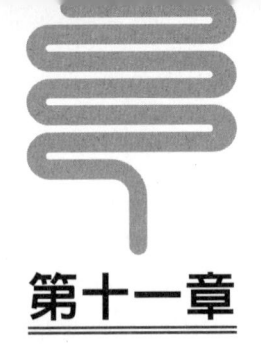

破除迷思

在本章中,我們將探討一些關於腸躁症和小腸細菌過度生長的迷思。這並不是一份完整的迷思清單,但包含了我們最常被詢問的十大問題,以及其他讓患者感到困惑的主題。我們在本書前面的部分已經討論過其中一些內容,但這些主題值得再次重申。

每位腸躁症患者都在與疾病共存的情緒中掙扎,我們絕不會忽視任何人的感受。我們了解你的痛苦,並設計了一套方案,旨在緩解身體與情緒上的症狀。

迷思 #1 小腸細菌過度生長不是一種真正的疾病。

這是錯誤的。大多數腸胃科醫師都意識到細菌過度生長在腸躁症中的作用;然而,仍有一些醫師對細菌過度生長與腸躁症相關的新興研究不熟悉。其他人則是在未仔細研究證據的情況下,直接否定這個概念。當今的醫師面臨大量醫學資訊的壓力,很難從海量的研究中篩選得出自己的結論。他們可能會受到傳統腸躁症觀念的影響,而這些觀念並未將小腸細菌過度生長納入考量。

新概念通常需要數年時間才能被內科醫師和腸胃科醫師接受，甚至一些非常先進的臨床醫師仍未意識到，腸躁症並不是「女性疾病」或單純由壓力引起的。實際上，每個人都有偏見。我們非常投入研究腸躁症中的腸道微生物，但我們也始終保持開放的心態，考慮其他的可能性。

　　如果你因為小腸細菌過度生長去看醫師，而醫師建議你休假或服用抗憂鬱藥，那麼這是二十年前的建議，並不代表當前對小腸細菌過度生長治療的思維。我們並不是說休假沒有幫助；我們的意思是，對於小腸細菌過度生長，其實還有更多值得討論以及替代的處理方式。在本書中，基於我們發表過的多項科學研究，我們綜合了一些治療腸躁症和小腸過度生長的方案。我們的最終目標是透過雙盲研究證明，小腸細菌過度生長是腸躁症中許多問題的根源。重點是，其他研究者也已透過他們的研究和臨床試驗驗證了我們的發現。

　　我們無法在診所為北美的每位腸躁症患者看診。我們寫這本書的目的是希望賦予患者和其家屬力量，並且教育醫師有關小腸細菌過度生長的知識。來到2021年，全國各地大多數的腸胃科醫師，特別是那些大型醫學中心的醫師，都對小腸細菌過度生長有相當深入的了解。作為患者，你應該評估你的醫師是否正在幫助你解決健康的問題。這包括問自己，醫師提供的治療方案是否有效緩解你的症狀。如果在一段合理的時間內，你發現自己未能獲得完善的治療，那麼你可能要考慮尋找其他的選擇。

迷思 #2　胃酸可以透過口服補充劑替代。

這是錯誤的。眾所周知，缺乏掃蕩波會導致細菌過度生長。另一個可能影響細菌過度生長的因素是缺乏胃酸。潛在的胃部異常可能會導致胃酸分泌不足。例如，胃壁細胞（胃中分泌鹽酸的上皮細胞）的自體免疫性疾病會影響食物的消化。這種疾病並不常見，因此它不是小腸細菌過度生長的常見原因。

一些醫療保健專家會為小腸細菌過度生長患者開立鹽酸片來幫助酸分泌，但事實上，胃每天會分泌約兩公升（約半加侖）的胃酸。服用幾片鹽酸片作為小腸細菌過度生長的治療並不符合生理邏輯。

此外，由於胃酸缺乏並不是小腸細菌過度生長的常見原因，因此鹽酸補充劑不太可能緩解這個問題。事實上，補充胃酸甚至可能有害，因為將更多酸性物質加入腸道可能會促進更多甲烷的產生（記住，產甲烷的古菌會利用酸中的氫來製造甲烷），這樣反而會使小腸細菌過度生長的患者便秘症狀更加嚴重。

在一項大型研究中，我們已經證明，抗酸藥物不會增加小腸細菌過度生長的發生機率，這可能是因為抗酸藥物不會改變小腸的酸度，小腸的酸度是由胰臟控制的。小腸細菌過度生長的主要原因是小腸的掃蕩波，而這個過程不會受到胃酸的影響。

迷思 #3　腸躁症在女性中更常見，因為她們的疼痛耐受度較低。

這是錯誤的。腸躁症並不是女性專屬的疾病，也與女性對疼痛的敏感度或更容易焦慮無關。確實，腸躁症存在著性別差異，取決

於症狀。對於嚴重便秘的患者，女性的比例是男性的八倍；對於腹瀉的患者，男性的比例是女性的兩倍。性別在腸躁症中確實有別，但這並不是問題的根本原因。

女性的腸躁症症狀確實會受到月經週期的影響。有些女性表示在月經期間症狀會改善，而另一些則表示症狀會惡化。黃體素是月經週期中的一種激素，會影響腸道蠕動，並可能引起腸道不適。我們知道黃體素在腸躁症和月經中扮演了一定的角色，但目前還不清楚它是如何發揮作用。

感染性腸胃炎後的腸躁症在女性中也更為常見，但這並不意外，因為大多數自體免疫性疾病在女性中更常見，而體內有抗黏著斑蛋白自體免疫抗體也不例外。

迷思 #4 從長遠來看，限制飲食是安全的。

這是錯誤的。如果你患有腸躁症並且停止吃所有的食物，你的症狀可能會顯著改善。細菌沒有食物，但同樣你也沒有！當你的腸道工作負擔減輕時，你的症狀會緩和，但限制飲食並不是控制腸躁症長期最好的解決之道。如果你持續過度限制飲食超過幾週，你可能會缺乏宏量營養素和微量營養素。針對嚴格飲食限制的標準建議是在斷食開始兩到六週後逐步重新引入各種食物。

對於應該先重新引入哪些食物，並沒有一定的答案。這取決於你之前採用的限制性飲食類型以及當時的飲食內容。最重要的是恢復飲食平衡，這可能需要營養師或飲食專家的協助。

我們也常聽到患者說：「我不想得腸躁症，所以採用了低腹敏

（FODMAP）飲食」或者「我對麩質敏感，為了預防孩子得到乳糜瀉，我讓他們採取無麩質飲食。」然而，目前沒有證據顯示採取限制性飲食可以保護你或你的孩子免於罹患腸胃道疾病。

> **迷思 #5** 使用抗憂鬱藥物、抗精神病藥物、麻醉藥或行為療法來緩解症狀意味著腸躁症純粹是「心理因素」。

這是錯誤的。腸躁症患者常說的一句話會讓醫師產生「這純粹是心理上的問題」的想法：「當我有壓力時，我的腸躁症會加劇。」然而，一個更重要的問題是問自己：「即使在沒有壓力的時候，我的症狀是否仍然存在？」

壓力確實會影響你的排便習慣；例如，工作上的問題、重要考試、家庭困境，甚至是結婚或晉升等喜事，都可能讓你的腸道表現異常，加劇潛在腸躁症的症狀。在壓力情況下，大腸的活動力會增加，掃蕩波可能會變慢或停止。

我們認為壓力並不是腸躁症的直接原因。即使壓力消失，腸躁症的症狀也不會消失。有患者告訴我們，即使他們到一個放鬆的地方度假，他們仍然苦於腸躁症的症狀。如同我們之前提及，當我們處於壓力下時，我們的飲食、睡眠和運動習慣會改變，這些變化都可能對腸道的運作模式產生重大的影響。

使用抗憂鬱藥來治療腸躁症會強化腸躁症是心理性疾病的觀念。上述提到的療法（例如抗憂鬱藥）是基於其特定的副作用來使用。例如，三環類抗憂鬱藥具有抗膽鹼作用，它們會使黏膜乾燥，並可能引起便秘，但結果卻有助於腹瀉。抗憂鬱藥和像嗎啡等麻

醉藥物會引起便秘，因此可能有助於腹瀉型腸躁症（IBS-D）。然而，這並不意味著它們是治療腸躁症的好方法，因為它們可能只是治標不治本，無法解決根本的病因。

我們曾撰寫一篇論文，評估某些藥物在腸躁症中的危害，使用了「需要被傷害的病人數目」（number needed to harm, NNH）這個指標。像三環類抗憂鬱藥這類藥物在這一指標上的表現不佳。在這項研究中，使用三環類抗憂鬱藥治療腸躁症時，每2.3人中會有一個人受益，而在這之前，就會有一個人因為副作用或傷害而需要停藥。相較之下，利福昔明則是在846人受益下，才有一人因副作用而需要停藥。我們已經發表一篇論文，系統性總結評估抗憂鬱藥在腸躁症患者中的臨床試驗缺點。這些試驗通常樣本量較小且設計變異性大，更重要的是，這些試驗中有很大的一部分並未確實報告不良事件和副作用。

迷思 #6 如果我患有發炎性腸道疾病或乳糜瀉，那麼我就不會有腸躁症。

這是錯誤的。許多腸躁症或乳糜瀉患者也有小腸細菌過度生長。腸道受到這兩種疾病的影響，通常會導致小腸細菌過度生長。我們已經證明，如果使用抗發炎藥物控制腸道發炎疾病，但仍有腸躁症症狀，則小腸細菌過度生長的可能性為57%。對於乳糜瀉，那些對無麩質飲食有部分反應的患者通常患有小腸細菌過度生長，並且對抗生素治療小腸細菌過度生長會產生反應。

如果你已經成功治療發炎性腸道疾病或乳糜瀉，但仍然有症

狀,這表示你可能同時患有小腸細菌過度生長。這兩者並不相互排斥。換個角度想:美國有超過10%的人口患有腸躁症或小腸細菌過度生長,因此即使你有其他疾病——如紅斑性狼瘡、骨關節炎或糖尿病,你也有可能同時患有腸躁症或小腸細菌過度生長。

迷思 #7 聯邦研究經費與疾病負擔呈正比。

這是錯誤的。美國聯邦政府每年資助約25億美元用於發炎性腸道疾病的研究,而發炎性腸道疾病影響著120萬美國人。相較之下,腸躁症的研究資金只有1,000萬至1,500萬美元,儘管腸躁症影響了4,000萬美國人。換句話說,腸躁症的資助率比發炎性腸道炎低20倍,雖然腸躁症是一種更常見且問題更嚴重的疾病。

你可能也會留意到廣告流量上的差異。每當你看到一則關於腸躁症的廣告時,通常會有10則關於潰瘍性結腸炎或克隆氏症的廣告。更多的研究意味著針對發炎性腸道疾病的治療方法會比腸躁症多。我們並不是說應該將發炎性腸道疾病或其他疾病的資金轉到腸躁症,但我們強烈認為,聯邦政府應該大幅增加腸躁症的研究資金。

迷思 #8 腸躁症是已發達國家的一種疾病。

這是錯誤的。雖然腸躁症在美國看似是富人的疾病,但它在已開發國家和開發中國家都相當普遍。腸躁症發病率最高的地區包括非洲、墨西哥和巴基斯坦,這些地方超過40%的居民患有腸躁症。極端形式的腸躁症和小腸細菌過度生長也影響著數以千計營養不良

的非洲兒童，並通常出現於年幼時期。

腸躁症是一種全球性疾病，全球患病率為11.2%。隨著全球化的過程，世界各地旅行更加頻繁，人們更容易接觸到不同的病原體。重點是，腸躁症會影響任何人、任何地方和任何國家。這是一個全球性的問題。

迷思 #9 運動可以改善腸躁症。

這是正確的。運動可以增加全身器官的血液循環，改善腸道的蠕動，並幫助調節排便。雖然極端運動可能對腸道不利，因為會減少腸道的氧氣供應，但定期運動對腸躁症患者有益。研究顯示，運動有助於維持規律的排便習慣。

迷思 #10 腸躁症具有傳染性和遺傳性。

這是錯誤的。大多數腸躁症病例是與食物中毒和相關腸道蠕動不良引起的，它不具傳染性。雖然經常一起進食可能會將你的腸道微生物群系傳給另一個人，但如果那個人有正常的腸道蠕動，他們不會因此而生病。

更多的數據顯示，你的微生物群系可能會與伴侶的微生物群系相似，甚至你的狗也可能透過舔你，而使你們雙方共享了微生物群系。如果一位伴侶患有腸躁症，並不代表另一方也會患有腸躁症，且腸躁症無法透過性接觸傳染。你吃的食物會影響微生物群系的組成。**重要的是環境因素，而不是遺傳因素**。

在腸躁症中的細菌過度生長問題上，一旦是食物中毒造成了損害，導致的細菌過度生長本身並不具傳染性，你無法將其傳染給他人。然而，腸躁症可能存在兩種遺傳易感性的情況。首先，如果父母患有便秘型腸躁症（IBS-C），並且腸道內定殖了產甲烷細菌，他們的孩子很可能擁有這些細菌。這些產甲烷細菌的存在可能會在孩子成年後導致潛在的腸躁症。

其次，這兩步驟的過程也暗示另一種與腸躁症相關的易感性。研究顯示只有11%的成年人在感染曲狀桿菌（Campylobacter）並經歷食物中毒後會發展為腸躁症或小腸細菌過度生長。那麼，究竟是什麼因素讓這些成年人更容易發展為腸躁症或小腸細菌過度生長？研究推測，如果母親曾經感染過食物中毒，她可能將腸躁症或小腸細菌過度生長的潛在風險傳遞給她的孩子。遺傳學家正在研究這些易感性背後的具體機制。然而，由於家庭成員之間可能共享許多影響腸道微生物群系的環境或生活方式因素（如飲食習慣），要證明腸躁症具有遺傳性仍然是一項挑戰。儘管如此，這些研究強調了遺傳和環境因素共同影響腸躁症發病風險的重要性。

同樣，乳糜瀉也有遺傳因素。近三分之一的總人口帶有乳糜瀉基因，但只有百分之一的人患有乳糜瀉。

總結

腸躁症長期以來一直受到污名化。患者早已厭倦聽到「這都是心理問題」或「你要學習與之共存」。大量研究顯示腸躁症不是心理問題。現在，我們對這種疾病以及微生物群系的影響和其微生物

失衡與腸躁症和小腸細菌過度生長之間的關係有更深入的了解。

我們希望本書的資訊能夠讓你相信，腸躁症並不是「心理作用」。我們的主要目標之一是將腸躁症作為一種腸胃道疾病來治療。現在我們知道，食物中毒會引發腸躁症並影響腸道蠕動。我們擁有明確且客觀的數據，顯示食物中毒引起的抗黏著斑蛋白抗體如何導致腸道異常，以及腸道微生物群系失衡如何導致小腸細菌過度生長。這些問題並不是心理作用，而是確實發生在你的腸道中。

我們現在有一套標準化的方法，可以透過呼吸測試診斷小腸細菌過度生長，以及通過血液檢測診斷腸躁症。我們在小腸細菌過度生長方面有多種治療方案，包括飲食、微生物群系的調整以及藥物治療。低發酵飲食是專門為了解決小腸細菌過度生長而設計的。在過去十多年中，我們基於與成千上萬患者的經驗，設計這種飲食方式。現在，我們可以更有效地協助腸躁症和小腸細菌過度生長患者控制他們的症狀。

我們的工作尚未完成！在任何時刻，我們都有超過十多個同時進行的研究項目，旨在進一步破解這種疾病。我們還有更多關於如何調整飲食、如何具體改善微生物群系，以及身體與微生物群系之間相互作用的研究。我們的研究包括探討與細菌過度生長相關的特定氣體，如硫化氫，開發針對以甲烷為主的細菌過度生長的新產品，一種非抗生素的方法來治療腸道微生物群系失衡，以及計畫抑制抗黏著斑蛋白抗體生成，以清除血液中抗體的專案。我們還研發更好的設備以便從腸道中提取樣本，並開始累積有史以來最大的腸道微生物群系數據庫，這些數據庫不僅涵蓋腸胃疾病，還包括神經學、風濕學和內分泌學的疾病。這項研究的最終結果意味著未來患

者有更多的協助方案可以選擇。

　　知識就是力量。閱讀完本書後，你將了解哪些干預措施有助於緩解症狀，哪些食物有助於減少症狀的可能性，以及如何避免再次食物中毒。我們希望這本書能讓你更清楚了解在腸躁症領域中，哪些是真的，哪些不是真的。如果你已經閱讀完這本書，你或許會比許多醫師更了解小腸細菌過度生長和腸躁症，因為對於醫師來說，他們很難跟上所有疾病的發展。這本書不僅可以幫助你，也能幫助你的醫師改善你的健康。

　　如果腸躁症或小腸細菌過度生長的患者家屬也閱讀了這本書，他們可以更理解你的經歷。腸躁症是一種潛在的疾病，沒有明顯的外在表現，但現在是時候將腸躁症視為正式的腸胃疾病，並且可以從新的理論和治療策略中受益。

附錄
低發酵飲食指南

甜味劑

可選擇的食物（適量）

- 阿斯巴甜（Equal或NutraSweet）
- 葡萄糖
- 蜂蜜（少量）
- 楓糖漿
- 蔗糖（白砂糖）

要避免的食物（因為它們會滋養細菌）

- 高果糖玉米糖漿
- 菊糖（纖維食品添加劑）
- 乳糖醇（糖醇）
- 乳糖（乳製品中的糖）
- 麥芽糖醇／甘露醇（糖醇）
- 山梨糖醇（糖醇）
- 甜菊
- 蔗糖素（Splenda）
- 木糖醇（糖醇）

碳水化合物

可選擇的食物

- 貝果半顆
  （黑麥、酸麵團或原味）
- 麵包屑
- 日式麵包粉（Panko）
- 義大利麵食

- 精製穀物
  （Rice Krispies, Original Special K, 玉米片）

- 小麥粥（Cream of wheat）

- 餃子皮

- 法式麵包

- 用白米、玉米或杏仁粉製成的無麩質義大利麵
  （避免用糙米或藜麥製成的麵條）

- 義大利馬鈴薯麵疙瘩（Gnocchi）

- 大麻籽

- 義大利麵包

- 白麵包或小麥麵包和餅乾

- 薄脆派皮（Phyllo dough）

- 爆爆洋芋片（Popchips）

- 爆米花

- 馬鈴薯麵包

- 米類（白米、壽司米、西班牙燉飯米、茉莉香米）

- 年糕（成份只有白米）

- 黑麥麵包和餅乾

- 酸種麵包

- 玉米餅（玉米或麵粉）

提示：選擇簡單、易消化的食物，避免高纖維食物。

要避免的食物（因為它們會滋養細菌）

- 豆類和莢豆類
- 麥麩
- 糙米
- 雜糧麵包
- 燕麥片
- 全麥麵包和穀物麥片
- 全麥義大利麵

蔬菜

可選擇的食物

- 酪梨
- 甜菜
- 洋蔥（少量）
- 防風草

- 酸豆（Capers）
- 酸豆果實
- 胡蘿蔔
- 塊根芹
- 西洋芹
- 玉米
- 黃瓜
- 茄子
- 苦苣（Endive）
- 豌豆
- 茴香根
- 大蒜（少量、煮熟）
- 青豆
- 綠色蔬菜（如：芝麻菜、羽衣甘藍、菠菜）
- 辣根
- 豆薯
- 韭蔥（Leek）
- 萵苣/生菜
  （如：奶油生菜、蘿蔓生菜；需觀察留意症狀）
- 蘑菇
- 橄欖

- 椒類（甜椒、辣椒）
- 馬鈴薯
- 南瓜
- 菊苣
- 大黃（Rhubarb）
- 蕪菁甘藍（Rutabaga）
- 青蔥（僅限綠色部分）
- 海藻（所有類型）
- 紅蔥頭（少量、煮熟）
- 菠菜
- 南瓜（夏南瓜、冬南瓜）
- 地瓜
- 黏果酸漿（Tomatillo）
- 蕃茄
- 蕪菁（Turnip）
- 荸薺
- 山藥
- 絲蘭（Yucca）
- 櫛瓜

提示：將沙拉作為小分量的配菜即可。

要避免的食物（因為它們會滋養細菌）

- 朝鮮薊
- 蘆筍
- 豆類和莢豆
- 青花菜
- 抱子甘藍
- 高麗菜／甘藍
- 白花椰菜
- 毛豆
- 葉菜類（雖然我們認為細菌不喜歡菠菜、羽衣甘藍和芝麻菜）
- 豌豆莢

水果

可選擇的食物

- 新鮮杏桃
- 酪梨
- 莓果
  （黑莓、藍莓、波森莓、覆盆子、草莓）
- 櫻桃
- 柑橘類水果
  （柳橙、柑橘、葡萄柚、檸檬、萊姆）
- 蔓越莓
- 火龍果
- 芭樂
- 奇異果
- 樹蕃茄（Tamarilo）
- 芒果
- 瓜類（1/2杯）
  （哈密瓜、洋香瓜、西瓜）
- 油桃
- 木瓜
- 百香果
- 桃子
- 柿子
- 鳳梨
- 李子
- 石榴

要避免的食物（因為它們會滋養細菌）

- 蘋果
- 杏桃乾
- 香蕉
- 椰棗
- 果乾
- 無花果
- 濃縮果汁
- 梨子
- 李子乾

蛋白質

可選擇的食物

- 培根
  （不含硝酸鹽和高果糖玉米糖漿）
- 牛肉
- 雞蛋
- 魚肉
- 野味肉類
- 羊肉
- 內臟
- 豬肉
- 禽類
- 海鮮

提示：不加調味的肉類，但要注意烹調的方式。例如，有些可能會添加奶油。不含澱粉填充物的熟食肉類可以，但要少量。外出用餐時要小心醃製牛排。此外，大多數高級的牛排館會使用「奶油裝飾」，讓牛排表面更有光澤並提升風味。你可以要求不要使用這種方式。

要避免的食物（因為它們會滋養細菌）

- 豆類（腰豆、鷹嘴豆、白扁豆、羽扇豆〔lupini〕、斑豆）
- 裹麵包屑的或加工的肉類
- 鷹嘴豆泥
- 扁豆
- 醃製牛排（牛排館的醃料通常含有高果糖玉米糖漿）
- 豆腐和大豆製品

提示：請注意，印度餐館會使用鷹嘴豆粉作為肉汁增稠劑和製作薄脆餅（papadam）等麵包，點餐時請詢問服務員。

乳製品

可選擇的食物

- 奶油（少量）

- 乳酪
  阿西亞格（Asiago）、帕瑪森、切達、曼切戈（Manchego）、葛瑞爾（Gruyère）

- 印度酥油（Ghee）

- 無乳糖茅屋乳酪

- 無乳糖牛奶
  （杏仁奶、燕麥奶、豌豆奶）

牛奶替代品：
- 杏仁奶
- 椰奶／椰漿
- 大麻籽奶（Hemp milk）
- 無乳糖牛奶（Lactaid milk）
- 燕麥奶
- 米漿

要避免的食物（因為它們會滋養細菌）

- 上述未提及的乳酪
- 牛奶
- 豆漿
- 優格

提示：不建議食用無乳糖優格和無乳糖酸奶油，因為其中含有活菌。如果你已經連續三個月沒有症狀，你可以偶爾食用這些產品。

脂肪

可選擇的食物

- 少量奶油

- 堅果醬（純天然，不含添加物）
- 堅果
  （杏仁、腰果、栗子、椰子、榛果、澳洲堅果、花生、山核桃、松子、開心果、核桃）

- 油類
  （酪梨、芥花籽、椰子、葡萄籽、橄欖、芝麻、葵花籽、蔬菜）

- 種籽類
  （南瓜籽、葵花籽）

烘焙製品 / 甜食

可選擇的食物

- 活性乾酵母
- 寒天薄片
- 多用途麵粉
- 杏仁粉
- 發酵粉
- 小蘇打粉
- 苦甜巧克力
- 可可粉
- 玉米粉
- 塔塔粉
- 黑巧克力
- 即溶咖啡 / 濃縮咖啡顆粒
- 橙花純露
- 半甜巧克力（Semisweet chocolate）
- 最多一匙的雪酪（Sorbet）
- 糖（蔗糖、二砂糖、精製白糖）
- 香草精
- 香草粉

調味料

可選擇的食物

- 龍舌蘭
- 燒烤醬（不含高果糖玉米糖漿）（推薦品牌FODY、Tessemae's）
- 辣椒醬
- 椰子胺基酸醬油
- 酸黃瓜（Cornichons）
- 魚露
- 韓式辣醬（Gochujang）
- 葛根粉（Kuzu）
- 伍斯特素食醬（Lord Sandy's 純素伍斯特醬）
- 美乃滋（Mayonnaise）
- 來自認證或符合安全標準食材的芥末
- 醃漬嫩薑
- 石榴糖漿（Pomegranate molasses）
- 醬油

- 蜂蜜（少量）
- 來自認證或符合安全標準水果的果醬
- 蕃茄醬（不含高果糖玉米糖漿）
（推薦品牌：Simply Heinz, Sir Kensington's, Annie's Organic, Woodstock Organic, Primal Kitchen）

- 是拉差辣椒醬（Sriracha）
- 蕃茄醬和義大利麵醬（來自認證或符合安全標準食材與不含添加物）
（推薦：Rao's Sensitive Marinara Sauce 適合對洋蔥或大蒜不耐受的人）
- 蕃茄泥
- 醋（不含添加物）

要避免的食物（因為它們會滋養細菌）

- 燒烤醬（含有高果糖玉米糖漿）
- 蕃茄醬（含有高果糖玉米糖漿）

- 梅子醬
- 甜味酸黃瓜醬（Relish）
- 糖醋醬

飲品

可選擇的食物

- 高湯
- 咖啡
- 來自認證或符合安全標準蔬果的果汁（少量）

- 蘇打水或碳酸飲料（不含高果糖玉米糖漿）
- 茶
- 白開水

要避免的食物（因為它們會滋養細菌）

- 含有高果糖玉米糖漿的飲料
- 汽水

酒精

可選擇的食物

- 啤酒（低酒花含量）
- 波本
- 白蘭地
- 香檳
- 琴酒
- 渣釀白蘭地（Grappa）
- 波特酒
- 蘭姆酒
- 清酒
- 雪莉酒
- 龍舌蘭酒
- 苦艾酒
- 伏特加酒
- 威士忌／蘇格蘭威士忌
- 葡萄酒（紅酒和白酒種類）

小提示：避免含糖的混合飲品，因為含有大量的糖分，可能還含有高果糖玉米糖漿。

專業術語

5-HT4 serotonin agonist / 5-HT4 受體促進劑
一種會刺激存在消化道內神經叢中的5-HT4血清素受體的藥物（例如：力洛膜衣錠〔prucalopride〕）

Alpha-synuclein / α-突觸核蛋白
一種調節神經功能並與帕金森氏症發病機轉有關的蛋白質

Anti-CdtB antibody / 抗CdtB抗體
一種在食物中毒後產生的針對細胞致死腫脹毒素（CdtB）陽性菌的抗體

Anticholinergics / 抗膽鹼藥物
一種阻斷副交感神經系統的藥物

Antihistamines / 抗組織胺藥物
阻斷組織胺的作用以緩解過敏的藥物

Anti-vinculin antibody / 抗黏著斑蛋白抗體
一種影響消化系統功能的抗體，常見於感染後腸躁症

Antroduodenal manometry / 胃十二指腸壓力測試
一種測量胃和小腸收縮情況的進階測試

Appendix / 闌尾
連接盲腸的小管狀囊，內部藏有細菌和古菌

Archaea / 古菌
一種存在於腸道中堅韌的單細胞微生物，具有多種功能，例如產生甲烷。它們是地球上最古老的生命形式之一

Bacteroidetes / 擬桿菌門
一組大量存在於腸道中常見的細菌，具有多種功能

Bile acid diarrhea (BAD) / 膽酸腹瀉
過多膽汁進入結腸時所引起的腹瀉。小腸細菌過度生長（SIBO）是膽酸腹瀉最常見的原因之一，也稱為膽酸吸收不良（BAM）

Bile acid malabsorption (BAM) / 膽酸吸收不良
當過量膽汁未被吸收而進入結腸引起腹瀉。小腸細菌過度生長是膽酸吸收不良最常見的原因之一，也稱為膽酸腹瀉（BAD）

Bile acid / 膽酸
在肝臟中合成並分泌到膽汁中的特定酸，對脂肪的消化非常重要

Bile ducts / 膽管
肝臟中輸送膽汁的管道

Calcium channel blocker / 鈣離子通道阻斷劑
一種阻斷鈣離子通道的藥物，使各種器官（包括腸道、心臟、血管和膀胱等）的平滑肌鬆弛。

Campylobacter jejuni / 曲狀桿菌
一種危險的桿狀細菌，是北美食物中毒最常見的原因

Candida / 念珠菌
一種常見的真菌，可引起人類多種疾病，包括鵝口瘡、小腸真菌過度生長和念珠菌陰道炎

Chyme / 食糜
部分消化的食物和胃酸／酵素的混合物，從胃進入小腸

Clostridioides difficile (C. difficile) / 困難梭狀芽孢桿菌
一種伺機性細菌，可引起結腸炎，通常發生在抗生素療程後，尤其是在醫院中。

Collagenous colitis／膠原性結腸炎
一種無痛性腹瀉的結腸炎。只有在結腸鏡檢查時進行活組織切片檢查，才能發現這種炎症

Colon／結腸
大腸的一部分，連接小腸和肛門；負責堆積廢棄物與糞便成形

Constipation IBS／便秘型腸躁症
腸躁症的一種類型，其主要糞便形式為堅硬和結塊狀

Crohn's disease／克隆式症
一種慢性發炎的腸道疾病，可能位於腸道的任何部位，但最常見於小腸和結腸

Disaccharides／雙醣
由兩個單醣結合而成的糖；例如乳糖和蔗糖

Duodenum／十二指腸
小腸的起始段，胰液和膽汁在此進入腸道

Dyssynergic defecation／排便協調障礙
肛門括約肌和腹部肌肉不協調，導致排便困難；這可能是便秘的原因之一

Ehlers-Danlos Syndrome (EDS)／先天結締組織異常（鬆皮症）
一組具有多種類型的結締組織疾病。關節過動症類型的EDS可能會出現明顯的腸道症狀

Endocannabinoid／內源性大麻素
我們體內自然生成的化合物，與大麻中的化合物相似

Endometriosis／子宮內膜異位症
一種疼痛性疾病，子宮內膜組織剝落，從子宮流出後進入腹腔

Escherichia coli (E. coli) / 大腸桿菌
一種常見的細菌，通常存在於腸道中，可能引起各種疾病，包括敗血症、泌尿道感染和旅行者腹瀉；它是引起小腸細菌過度生長主要的細菌之一

Esophagus / 食道
連接口腔和胃的肌肉管道（吞嚥管）

Fecal transplant / 糞便移植
將糞便從捐贈者轉移到受贈者的過程。目前常用於治療復發性困難梭狀芽孢桿菌感染

Firmicutes / 厚壁菌門
一組大量存在於腸道中常見的細菌群，具有多種功能

Fructan / 果聚醣
一種由多個相連果糖分子組成的易發酵形式的糖

Fructose / 果糖
一種主要存在於水果中的單醣

Gastrocolic reflex / 胃結腸反射
一種正常的生理反射，當胃充滿食物時刺激大腸蠕動；這可以解釋為何人們有時在吃早餐後會排便

Glucose / 葡萄糖
一種在腸道中容易被吸收的單醣

Gut microbiome / 腸道微生物群系
生存在消化道中的微生物和病毒，包括細菌、古細菌和微觀真核生物

Gut motility / 腸道蠕動
用來描述推動食物通過消化道過程的腸道運動

Helicobacter pylori / 幽門螺旋桿菌
一種存在於胃中的螺旋形細菌，是胃和十二指腸潰瘍的主要原因

Hepatic encephalopathy / 肝性腦病變
嚴重肝臟疾病導致腦功能下降，可能是由於肝臟無法代謝最終進入腸道的細菌產物所致

Hirschsprung's disease / 先天性巨結腸症
一種先天性的大腸疾病，主要在直腸部位缺乏神經細胞，導致嚴重便秘。這種情況通常發生在兒童期

Hydrogen / 氫氣
一種經由腸道微生物群系產生的獨特無味氣體，可透過呼吸檢測驗出

Hydrogen sulfide / 硫化氫
一種經由細菌產生的臭氣，少部分是由人體細胞產生的。當產生硫化氫的細菌過量時可能會導致腹瀉

IBS-C / 便秘型腸躁症
腸躁症的一種，主要特徵是糞便呈現堅硬和塊狀

IBS-D / 腹瀉型腸躁症
腸躁症的一種，主要特徵是糞便呈稀軟和水狀

IBS-M / 交替型腸躁症
腸躁症的一種，主要特徵是糞便不規律出現呈水狀和硬塊

Ileocecal valve / 迴盲瓣
位於小腸和大腸之間的瓣膜，可以防止大腸內容物逆流回到小腸中

Ileum / 迴腸
小腸與大腸相連的最後一段

Inflammatory bowel disease (IBD) / 發炎性腸道疾病
慢性復發性腸道發炎性疾病，症狀通常為腸道潰瘍。主要有兩種類型：克隆氏症和潰瘍性結腸炎

Intra-abdominal adhesions / 腹腔沾黏
腹部內形成疤痕組織，使各種器官沾黏並影響其功能。當這些沾黏使小腸變窄並妨礙正常流動時，可能會導致小腸細菌過度生長

Inulin / 菊糖
一種常添加於食物中的果聚醣，可能會導致小腸細菌過度生長和腸躁症患者腹脹

Jejunum / 空腸
小腸的中段，主要為吸收營養的區域

Klebsiella / 克雷伯氏菌
一種可引能起多種傳染病的桿狀細菌

Lactose / 乳糖
存在於乳製品中的天然糖，由兩種單醣（半乳糖和葡萄糖）組成

Lactose intolerance / 乳糖不耐症
這是一種在攝取含乳糖食物（如乳製品）後出現腹脹和／或腹瀉症狀的情況；可能是先天性或後天引起的（通常為食物中毒），原因是缺乏乳糖酶（分解乳糖的酶）；也有可能與小腸細菌過度生長有關

Lactulose / 乳果糖
一種合成糖，人體無法吸收，但可被細菌發酵，因此非常適合用於診斷小腸細菌過度生長的呼氣測試

Liver / 肝臟
位於腹部的大型厚實器官，負責解毒、分泌膽汁、儲存糖分和執行其他功能

L-glutamine / 左旋麩醯胺酸
一種對腸道黏膜健康非常重要的必需胺基酸

Low-fermentation eating / 低發酵飲食
一種飲食計畫，旨在透過飲食以減少食物中的細菌發酵，進而減少腸胃不適的症狀

Low-FODMAP diet／低腹敏飲食
用於治療腸躁症的限制性飲食

Lymphocytic colitis／淋巴細胞性結腸炎
一種顯微鏡性結腸炎，其症狀為無痛性腹瀉，起因為結腸發炎，且只能在結腸鏡檢查過程中進行切片得知

Mast cell activation syndrome／肥大細胞活化症候群
肥大細胞極度敏感並對刺激反應過度，導致多種相關系統出現各種症狀

Methane／甲烷
一種腸道微生物群系產生的獨特無味氣體，透過呼吸可以檢測到

Methanobrevibacter smithii (M. smithii)／史密斯甲烷短桿菌
人體內產生甲烷的主要微生物類型

Methanogens／甲烷菌
產生甲烷的微生物（古細菌）

Microbiome／微生物群系（微生物基因體／微生物體）
我們體內的微生物群組，包括細菌、古細菌、真菌和病毒，例如腸道、皮膚和陰道的微生物群系

Microbiome gut-brain axis／微生物群系──腸腦軸
腸道微生物群系及其組成會影響大腦（例如情緒障礙）的概念

Migrating motor complex (MMC)／消化道的排空掃蕩運動
小腸的節律性收縮，對腸道微生物群系的平衡非常重要，有助於預防小腸細菌過度生長

Mitochodrial disorders／粒線體疾病
粒線體是我們細胞生產能量的引擎；粒線體功能失調會導致罕見且嚴重的併發症

Monosaccharide / 單醣
糖的最基本形式，容易被腸道吸收。例如葡萄糖、果糖和半乳糖

Mu-receptor agonist / μ-受體活化劑
阻斷麻醉劑／鴉片類藥物作用的藥物

Non-constipation IBS / 非便秘性腸躁症
綜合IBS-D（以腹瀉為主的腸躁症）和IBS-M（混合型腸躁症）這兩種最常見的腸躁症，並且有顯著腹瀉症狀的專業術語

Paleo Diet / 原始人飲食法
一種包括瘦肉、魚類、堅果、種子、水果和蔬菜的飲食法

Pancreas / 胰臟
負責分泌碳酸氫鹽和多種消化酵素，以及胰島素等重要激素器官

Pancreatic insufficiency / 胰臟功能不全
胰臟分泌的消化酶不足，導致各種營養素消化不良，特別是脂肪

Peristaltic waves / 蠕動波
腸道像蛇一樣蠕動，推進食物通過消化道

Peyer's patches / 培氏斑塊
小腸黏膜層中密集的淋巴細胞群（特定免疫細胞）

Post-infectious dyspepsia / 感染後消化不良
食物中毒後出現消化不良的感覺

Post-infectious gastroparesis / 感染後胃輕癱
食物中毒後胃排空的速度減緩，導致疼痛和嘔吐的症狀

Post-infectious Guillain-Barré syndrome / 感染後格林——巴利症候群
一種麻痺性神經系統疾病，通常發生在感染後，例如曲狀桿菌（Campylobacter jejuni）食物中毒

Post-infectious IBS / 感染後腸躁症
一種常見於食物中毒後的腸躁症

Prokinetic drugs / 促進腸胃蠕動劑
有助於促進腸道蠕動的藥物

Proteobacteria / 變形菌門
細菌中主要的一門，包括多種病原微生物，如大腸桿菌（E. coli）、曲狀桿菌（Campylobacter）、沙門氏菌（Salmonella）、志賀氏菌（Shigella）和幽門螺旋桿菌（Helicobacter）

Psychosomatic / 心身症
指心理狀況引起的身體症狀。腸躁症長期以來被誤解為心身症，並長時間以此進行治療

Psyllium / 洋車前子
一種可溶性纖維，提取自特定殖物（Plantago ovata / 洋車前草）的種子

Pyloric sphincter / 幽門括約肌
胃和十二指腸（小腸的第一部分）之間的肌肉瓣膜

Reactive arthritis / 反應性關節炎
某些類型的腸道感染（例如曲狀桿菌食物中毒）後引發的關節發炎疾病

Rectum / 直腸
大腸（結腸）的最後一段與肛門相連

Salmonella / 沙門氏菌
一種常見的細菌，是細菌性食物中毒的主要原因；蛋和家禽是最常見的來源

Scleroderma / 硬皮症
一種結締組織疾病，會導致皮膚、關節甚至肺部等內臟器官緊縮／僵硬。硬皮症會嚴重影響腸道蠕動，通常與小腸細菌過度生長有關

Serotonin / 血清素
一種主要的神經控制分子；一般認為人體內95%的血清素存在於腸道中

Shigella / 志賀氏菌屬
一種常見的細菌，與旅行者腹瀉有關

Small intestinal bacterial overgrowth (SIBO) / 小腸細菌過度生長
小腸內細菌過度生長，導致各種症狀，包括腹脹和排便習慣改變

Small intestinal fungal overgrowth (SIFO) / 小腸真菌過度生長
小腸內真菌／酵母過度生長，導致各種症狀，包括腹脹和排便習慣改變

Specific Carbohydrate Diet / 特定碳水化合物飲食
不包含穀物、澱粉和加工食品的限制性飲食

Tachyphylaxis / 急速耐藥性
藥物耐受性快速產生，導致藥效突然下降

Vagus nerve / 迷走神經
人體內最長的自主神經，對心臟、肺部和消化系統功能有很大的影響。迷走神經損傷可能導致各種腸胃道症狀

Villi / 絨毛
小腸內壁小指狀突起的組織，負責吸收營養；它們可大幅增加腸道內壁吸收營養的面積

Vinculin / 黏著斑蛋白
一種涉及細胞遷移的細胞蛋白。雖然黏著斑蛋白有多種形式，但其中一種特定的形式對於控制腸道蠕動的細胞非常重要

專業術語

國家圖書館出版品預行編目資料

腸道菌群改善指南：認識微生物群系的連結，擺脫腸躁症與小腸細菌過度生長 / 馬克.皮門特爾(Mark Pimentel), 艾里.雷札耶(Ali Rezaie)合著；郭珍琪譯. -- 初版. -- 臺中市 : 晨星出版有限公司, 2025.05

面； 公分. --（健康與飲食；164）

譯自：The microbiome connection : your guide to IBS, SIBO, and low-fermentation eating

ISBN 978-626-420-104-9（平裝）

1.CST: 胃腸疾病 2.CST: 腸道微生物 3.CST: 保健常識

415.5　　　　　　　　　　　　　　　　　　　114004179

健康與飲食 164

腸道菌群改善指南：
認識微生物群系的連結，擺脫腸躁症與小腸細菌過度生長

作者	馬克・皮門特爾、艾里・雷札耶
譯者	郭珍琪
主編	莊雅琦
編輯	張雅棋
網路編輯	林宛靜
美術排版	曾麗香
封面設計	張新御

創辦人	陳銘民
發行所	晨星出版有限公司 407台中市西屯區工業30路1號1樓 TEL：04-23595820　FAX：04-23550581 E-mail：service-taipei@morningstar.com.tw http://star.morningstar.com.tw 行政院新聞局局版台業字第2500號
法律顧問	陳思成律師
初版	西元2025年5月15日

可至線上填回函！

讀者服務專線	TEL：（02）23672044 /（04）23595819#212
讀者傳真專線	FAX：（02）23635741 /（04）23595493
讀者專用信箱	service@morningstar.com.tw
網路書店	http://www.morningstar.com.tw
郵政劃撥	15060393（知己圖書股份有限公司）
印刷	上好印刷股份有限公司

定價420元

ISBN 978-626-420-104-9

THE MICROBIOME CONNECTION: Your Guide to IBS, SIBO, and Low Fermentation Eating
by Dr. Mark Pimentel and Dr. Ali Rezaie
Copyright © 2022 by Good LFE LLC
Published by arrangement with Agate Surrey, an imprint of Agate Publishing
c/o Nordlyset Literary Agency
through Bardon-Chinese Media Agency
Complex Chinese translation copyright ©2025 by Morning Star Publishing Inc.
ALL RIGHTS RESERVED
（版權所有・翻印必究）